災害と身元確認

ICT時代の歯科情報による個人識別

江澤庸博
元宮城県歯科医師会大規模災害対策本部 身元確認班 班長
医）慈成会 荒巻及川歯科医院 アドバイザー
医）新仁会 吉祥寺南歯科 院長

青木孝文
東北大学 大学院情報科学研究科 教授・東北大学 副学長

柏﨑 潤
宮城県歯科医師会大規模災害対策本部身元確認班 班長
旭ヶ丘ジュン歯科 院長

小菅栄子
群馬県検視警察医・篠原歯科医院 院長

医歯薬出版株式会社

This book was originally published in Japanese
under the title of :

SAIGAI TO MIMOTOKAKUNIN ICT-JIDAI NO SHIKAJOHO NIYORU KOJINSHIKIBETU
(Disasters and Victim Identification — Dental Human Identification in ICT Era)

Editors :

AOKI, Takafumi
Professor of Graduate School of Information Sciences, Tohoku University
Vice President of Tohoku University

EZAWA, Tsunehiro
Kichijoji Minami Dental Clinic

KASHIWAZAKI, Jun
Asahigaoka Jun Dental Clinic

KOSUGE, Eiko
Shinohara Dental Clinic

© 2016 1st ed.

ISHIYAKU PUBLISHERS, INC.
  7-10, Honkomagome 1 chome, Bunkyo-ku,
  Tokyo 113-8612, Japan

PREFACE
まえがき

　みなさんは,「暗闇のなかの象」の話をご存知でしょうか.有名な寓話ですので,おそらく,「どこかで聞いたことがある」と感じる方も多いと思います.バリエーションがいろいろあり,同じような話が世界中に広まっています.ところで,なぜ,このような話を唐突に持ち出したかというと,実は,この寓話が,本書の考えを説明するためにまさにピッタリなのです.

　そこで,本書のプロローグとして,ペルシア語文学史に現れる詩人ルーミーの詩を引用して,この寓話を紹介します.

象の形

暗い屋内に一頭の象がいた。
印度(ヒンドゥー)教徒たちが見世物にとてつれて来たのだった。
あまたの人がその動物を見に来た、
皆があの真っ暗闇の中にはいって行ったというわけ！
目で見ることはできなかったので、
その暗闇の中では手の平で触(さわ)って見るのほかなかった！
ところが、一人の手は象の鼻に触れたので、
この動物は水管のようだと言った！
別の人の手は耳に触れたので、
象の格好はちょうど扇のように思われた！
一人はその脚に触ったので、
象の姿は柱のようだと思われた！
一人の男はその背を手でなでたので、
この象は王座のようだと彼は言った！
同様に話を聞いた人々には
その人が触った部分のことしかわからなかった！
触ったところがさまざまであったので、
ある人はそれをアリフ*1と見なし、他の人はダール*2と考えたのだった！
一人一人が蠟燭(ろうそく)を手にしていたら、
皆の言葉の相違はなかったはずだが！
目の知覚作用は手の平のようなものである、
手の平は象のからだ全体には届かないのである。

(原文ママ)

蒲生礼一訳：精神的マスナヴィー,世界文学大系68,アラビア・ペルシア集,筑摩書房,1964.
*1 アラビア字母の第1番目の文字
*2 アラビア字母の第8番目の文字

PREFACE

　東日本大震災という出来事，そして，そこで不幸にして亡くなられた方の身元確認の問題の全体像を知ることは，まさに，「暗闇のなかの象」を知ることと同じように思えます．この問題は人によってとらえ方がまったく異なります．筆者らを含めて，それぞれ断片的な経験や知識を持っていますが，全体像を知ることは容易ではありません．

　例えば，学者は，震災における身元確認の問題を，法医学や法歯学の問題としてとらえるかもしれません．確かに，遺体の個人識別の問題は，法医学・法歯学の一分野に位置づけられます．一方，警察官は，自分たちがなすべき大規模な災害対応業務の一環であるととらえるかもしれません．また，身元確認に参画した一般の歯科医師は，自分たちが長年取り組んできた社会貢献活動であると誇りをもっているかもしれません．歯科医師を支援した情報工学の研究者は，先端技術を適用すべき重要な社会課題と認識しているかもしれません．メディア関係者は，自分たちがかみ砕いて，一般に広く伝えるべき大切なテーマであると考えているかもしれません．

　このように，私たちは，「暗闇のなかの象」をいろいろな立場で，手探りしているようなものです．もし私たちが，「ろうそく」を手に持っていたのなら，この「暗闇のなかの象」の全体像を，おぼろげながら，つかむことができるのではないでしょうか．そのような思いで本書の執筆を始めました．明るい「ろうそく」を作ることはできないにしても，震災における身元確認の全体像を知るために役に立つような，「現場の事実」をお伝えすることはできるのではないかと思いました．本書を執筆した意図はその一点に尽きます．

　東日本大震災で亡くなられた方のご家族，ご親族，ご友人の皆様は，筆者らのような現場実務者とはまったく別次元の，悲しい思いを胸に抱いておられると思います．そのような思いについて，本書の中で，筆者らが言及することは到底できませんでした．皆様が本書を手に取られると，言葉の使い方や事実の述べ方について，たいへん冷たい印象をお持ちになるのではないかと心配しています．本書が提供するのは実務者へ向けた情報です．将来の災害や事故に備えるための知見です．その点，どうかご容赦いただけますよう，お願い申し上げます．

　最後になりましたが，東日本大震災の身元確認の作業は，現在も継続されていることを申し添え，このたびの震災により被害を受けられた皆様に，心からお見舞い申し上げます．

2016年10月

筆者ら記す

CONTENTS

災害と身元確認 ICT時代の歯科情報による個人識別

はじめに～俯瞰する視点の重要性 —————————— viii
1. 災害時の問題は同時多発的に起こる ———————————— viii
2. 全体を説明できる人が必要 ———————————————————— x
3. 「あるべき姿」をイメージする ———————————————— x
4. 本書の目的について ———————————————————————— xi

第Ⅰ部　大震災における身元確認の記録　1

1 東日本大震災はどのような自然災害だったのか？ ————— 2
1. 東日本大震災とは？ ———————————————————————— 2
2. 巨大地震の発生 —————————————————————————— 2
3. 被害状況 ——————————————————————————————— 3
4. 地盤沈下と移動 —————————————————————————— 4
5. メルトダウン ——————————————————————————— 5

2 人的被害と身元確認　～岩手・宮城・福島で何が起こったのか？ ————— 6
1. 全国の被害状況 —————————————————————————— 6
2. 岩手・宮城・福島で収容された遺体数 ———————————— 8
3. 岩手・宮城・福島における行方不明者数 ——————————— 9
4. 岩手・宮城・福島の人的被害のまとめ ———————————— 10
5. 岩手・宮城・福島における身元確認の方法 —————————— 11

3 宮城県の遺体はどこに収容されたのか？ ————————— 12
1. 43か所もあった検案所 —————————————————————— 12
2. 検案所 ——————————————————————————————— 13

4 宮城県の身元確認から見えてきたこと　～歯とDNAの相補的な活用 ————— 18
1. 震災後も継続する身元確認 ———————————————————— 18
2. 困難を極める遺体の収容 ————————————————————— 18
3. 時間とともに損傷する遺体 ———————————————————— 19
4. DNA型か？ 歯か？ ———————————————————————— 19
5. DNA型親子鑑定による絞り込み ————————————————— 19
6. 歯による個人識別の威力 ————————————————————— 20

5 警察はどのように動いたか？　～検視・身元確認の体制 ————— 22
1. 検視について ——————————————————————————— 22
2. 東日本大震災の検視体制 ————————————————————— 23
3. 歯科医師の役割 —————————————————————————— 23
4. 警察のキーパーソンとのつながり ———————————————— 24
5. 警察業務の全体像 ————————————————————————— 24
6. 検視・身元確認に従事した警察官 ———————————————— 24

6 歯科医師はどのように動いたか？ ——————————— 28
1. 全国から駆けつけた歯科医師たち ———————————————— 28
2. 宮城県における歯科医師たちの活動 ——————————————— 30

CONTENTS

7 時系列で読む身元確認チームの闘い 〜発災直後から現在まで —— 34
1. 発災直後〜指揮命令系統の混乱 ……… 34
2. 組織的活動の開始〜全体把握と調整の重要性 ……… 34
3. 大量検死への対応 ……… 36
4. 日本歯科医師会からの派遣開始 ……… 36
5. 検案所設置時の初期対応でその後が決まる ……… 37
6. 教育システムの構築 ……… 37
7. 各種会議等での状況報告 ……… 38
8. レセプトデータの活用 ……… 39
9. 遺体の侵襲行為〜刑法第35条の正当業務行為とは？ ……… 41
10. 身元確認の高度化 ……… 42
11. ポータブルエックス線撮影装置導入のための準備を開始 ……… 42
12. 資料の受け渡しの整理を行い「三種の神器パッケージ」へ ……… 43
13. Dental Finderの開発と運用 ……… 45
14. 気仙沼のデンタルエックス線はなぜか画像が薄い ……… 46
15. 日本歯科医師会からの派遣終了 ……… 48
16. 3県のデータ統合 ……… 48
17. 宮城県歯科医師会会員への情報提供と協力依頼 ……… 49
18. 似顔絵による情報の開示 ……… 51
19. 厚生労働省による「歯科診療情報の全国標準化」の流れ ……… 51

第II部 身元確認のシステム化 —— 52

8 遺体情報収集機材のパッケージ化 —— 54
1. まずはデンタルチャート ……… 54
2. 歯科的個人識別の三種の神器とは？ ……… 54
3. 口腔内写真と歯科エックス線撮影はできるだけ早期に！ ……… 54
4. 標準機材のパッケージ化とは？ ……… 55
5. 身元確認の資料を集めるのは何が難しかったのか？ ……… 58
6. 現物主義での受け渡しを徹底 ……… 58
7. 歯科的個人識別のワークフローへ ……… 58

9 デンタルチャート —— 60
1. 歯科的個人識別の要（かなめ）はデンタルチャート ……… 60
2. たいへん重宝した「歯科用語スタンプ」 ……… 64

10 口腔内写真 —— 66
1. 客観的資料としての口腔内写真の重要性 ……… 66
2. 機材の選定（防塵・防水・耐衝撃・乾電池活用ほか） ……… 68
3. 撮影方法 ……… 70

11 エックス線写真〜遺体の口内法撮影 —— 72
1. 客観的資料としてのエックス線写真の重要性 ……… 72
2. 機材の選定 ……… 75
3. 撮影方法 ……… 76
4. エックス線撮影記録用紙 ……… 77
5. エックス線防護 ……… 80
6. 汚染防護 ……… 82
7. エックス線写真のデータベース化 ……… 83

12 生前資料の収集 〜生前資料をどう読むか ― 86
1. 生前情報の種類と入手方法 ― 86
2. 生前情報の分析と取りまとめ ― 87
3. その他の資料からの身元確認情報の抽出 ― 91

13 照合 〜異同識別について ― 92
1. 照合とは ― 92
2. 各歯の一致・不一致の判定 ― 93
3. 総合判定 ― 94
4. 留意すべきポイント ― 94

14 情報技術の活用 ― 96
1. 資機材をいかにして準備するか ― 96
2. 歯科情報照合ソフトウェアDental Finderの開発と運用 ― 98
3. 被災地の歯科情報から見えてきたこと ― 100

15 データで読みとく東日本大震災 ― 102
1. はじめに ― 102
2. 宮城県における遺体収容に関する分析 ― 102
3. 宮城県における歯科医師出動に関する分析 ― 104
4. 宮城県における警察出動に関する分析 ― 105
5. 宮城県における検案所の稼働状況に関する分析 ― 106
6. 身元確認手法に関する分析 ― 109
7. 総 括 ― 110

16 身元確認のための歯科診療情報の標準化 ― 118
1. 震災前からの取り組み〜身元確認におけるICTの活用 ― 118
2. 「情報的存在」としての歯 ― 118
3. 震災から浮き彫りになった課題 ― 119
4. 歯科診療情報の標準化とは何か ― 119
5. 標準化事業がスタートした経緯 ― 120
6. これまでの標準化事業の流れ ― 121
7. 標準化によって何が可能になるか ― 122
8. いろいろな意味にとれる「データベース」 ― 124
9. 「岡山県歯科医師会」および「うすき石仏ねっと運営協議会」の先進的な取り組み ― 125
10. 災害時のみならず平時にも重要な歯科情報 ― 127
11. 将来は画像ベース個人識別へ ― 128

17 これからの警察歯科医 〜まとめ ― 130
1. 一人の警察歯科医から見える世界〜「玉ねぎ」ワールド ― 130
2. これからの警察歯科医はネットワーキング ― 132
歯科用語解説 ― 136
よくある質問 ― 146

18 むすび 〜感謝を込めて ― 148
謝 辞 ― 148

文 献 ― 154

索 引 ― 158

[身元確認活動]

はじめに
～俯瞰（ふかん）する視点の重要性

1 災害時の問題は同時多発的に起こる

災害時の取り組みは，時として誤解を含んだ言葉で語られます．これは災害後のある時期ある場所のみを切り出した狭い視点からの，いわば，ミクロな議論が多いためです．大

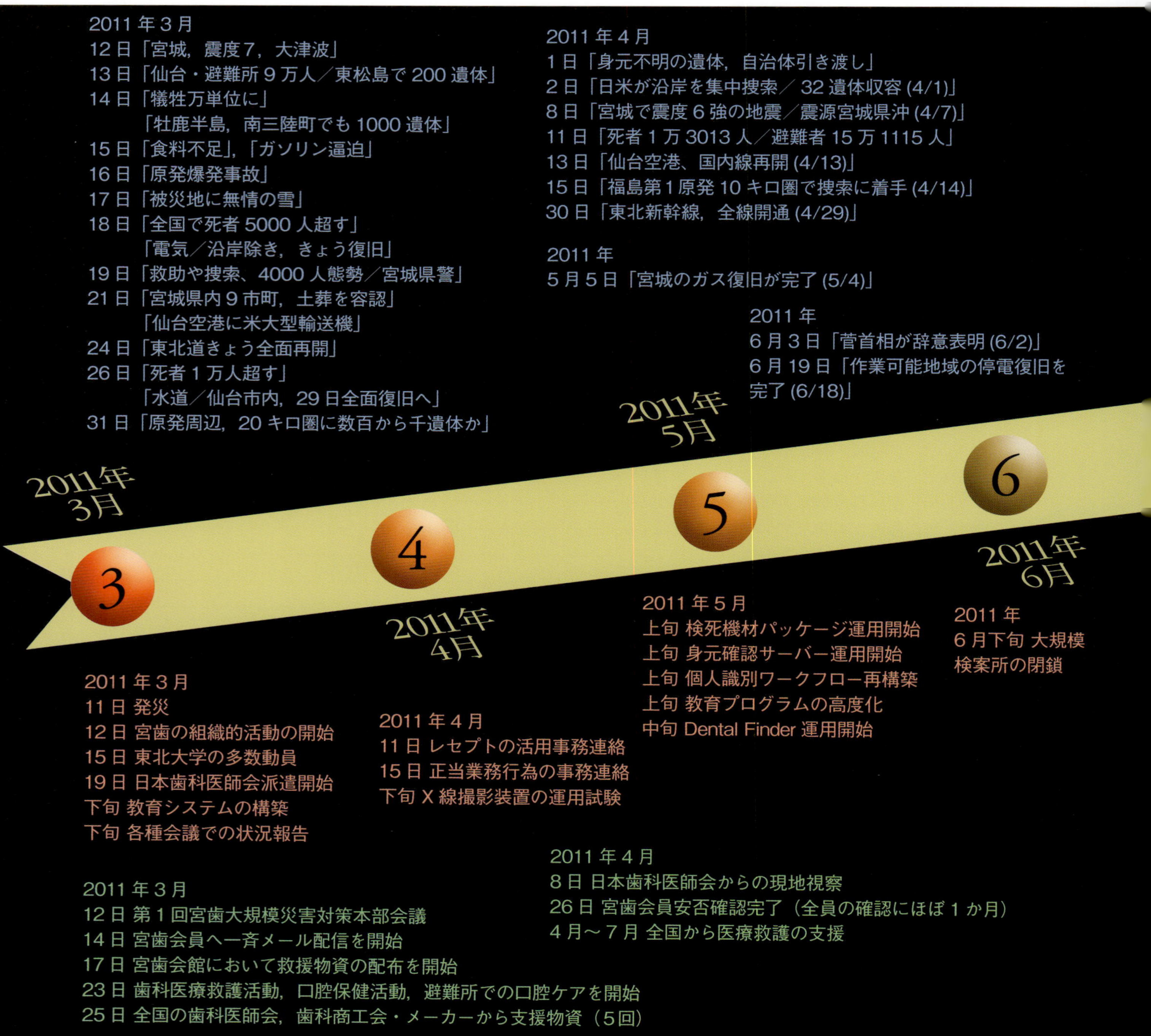

2011年3月
12日「宮城，震度7，大津波」
13日「仙台・避難所9万人／東松島で200遺体」
14日「犠牲万単位に」
　　「牡鹿半島，南三陸町でも1000遺体」
15日「食料不足」，「ガソリン逼迫」
16日「原発爆発事故」
17日「被災地に無情の雪」
18日「全国で死者5000人超す」
　　「電気／沿岸除き，きょう復旧」
19日「救助や捜索，4000人態勢／宮城県警」
21日「宮城県内9市町，土葬を容認」
　　「仙台空港に米大型輸送機」
24日「東北道きょう全面再開」
26日「死者1万人超す」
　　「水道／仙台市内，29日全面復旧へ」
31日「原発周辺，20キロ圏に数百から千遺体か」

2011年4月
1日「身元不明の遺体，自治体引き渡し」
2日「日米が沿岸を集中捜索／32遺体収容(4/1)」
8日「宮城で震度6強の地震／震源宮城県沖(4/7)」
11日「死者1万3013人／避難者15万1115人」
13日「仙台空港，国内線再開(4/13)」
15日「福島第1原発10キロ圏で捜索に着手(4/14)」
30日「東北新幹線，全線開通(4/29)」

2011年
5月5日「宮城のガス復旧が完了(5/4)」

2011年
6月3日「菅首相が辞意表明(6/2)」
6月19日「作業可能地域の停電復旧を完了(6/18)」

2011年3月
11日 発災
12日 宮歯の組織的活動の開始
15日 東北大学の多数動員
19日 日本歯科医師会派遣開始
下旬 教育システムの構築
下旬 各種会議での状況報告

2011年4月
11日 レセプトの活用事務連絡
15日 正当業務行為の事務連絡
下旬 X線撮影装置の運用試験

2011年5月
上旬 検死機材パッケージ運用開始
上旬 身元確認サーバー運用開始
上旬 個人識別ワークフロー再構築
上旬 教育プログラムの高度化
中旬 Dental Finder 運用開始

2011年
6月下旬 大規模検案所の閉鎖

2011年3月
12日 第1回宮歯大規模災害対策本部会議
14日 宮歯会員へ一斉メール配信を開始
17日 宮歯会館において救援物資の配布を開始
23日 歯科医療救護活動，口腔保健活動，避難所での口腔ケアを開始
25日 全国の歯科医師会，歯科商工会・メーカーから支援物資（5回）

2011年4月
8日 日本歯科医師会からの現地視察
26日 宮歯会員安否確認完了（全員の確認にほぼ1か月）
4月～7月 全国から医療救護の支援

図1　東日本大震災の時系列

きな災害では，膨大な数の「できごと」が異なる場所で同時多発的に起こります．さらに，それらの「できごと」は，時間の経過とともに相互に絡み合いながら激しく変化していきます．このことは，本書のテーマである「大規模災害の身元確認」を考える際にもあてはまります．

図1は，東日本大震災時の宮城県における身元確認活動の変遷を時系列で示したものです．この詳細については後述しますが，発災後の時間の経過とともに，身元確認の取り組みは，まさに生き物のように変化していきます．本書では，大震災の多様な局面で，どのような問題が発生し，どのような取り組みがなされたのかを，あるがままに，全体としてとらえていただくように工夫しました．

河北新報の新聞見出しより（青文字）

2012年
3月2日「行方不明者，今なお3000人超」
12月27日「第2次安倍内閣発足（12/26）」

2011年
12月1日「宮城県内の遺体安置所閉鎖（11/30）」

2011年
9月3日「野田内閣発足（9/2）」

身元確認関係の出来事（赤文字）

2011年
7月31日 日歯からの派遣終了

2011年
8月3日 3県の検索データ連携

2011年
11月4日 警察歯科医会全国大会（岩手）
11月11日 会員への遺体情報提供
11月末 検案所の廃止（警察署へ）

2011年
12月末 歯科情報の標準化の検討開始

2012年
2月 Dental Finder の配布開始
5月 レセプトの活用本格化
5月 県警より似顔絵公開開始
8月25日 警察歯科医会全国大会（三重）

宮城県歯科医師会関連の動き（緑文字）

2011年
10月18日 志津川仮設歯科診療所開院
10月20日 歌津仮設歯科診療所開院

2011年
11月1日 女川地区仮設歯科診療所開院

2012年
2月1日 山元町浅生原歯科診療所・大谷仮設歯科診療所開院

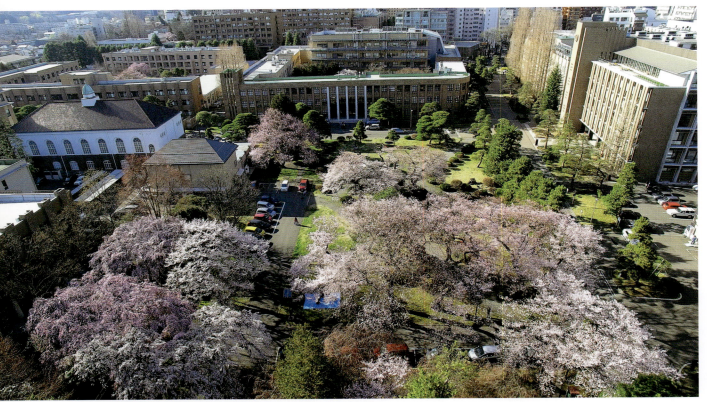

図2 俯瞰する視点とは？（東北大学片平キャンパス）
（俯瞰：高い所から見下ろし眺めること）

2 全体を説明できる人が必要

　大震災の身元確認を振り返るとき，自分自身が経験したことについて，他の方と共有・共感することが難しいと感じることがあります．会話をしていて，「自分の経験やその時の印象とちょっと違うな」と違和感を覚えることがあるのです．これは，よく考えると当たり前のことです．なぜなら，自分の経験と相手の経験は，たいてい，その時間や場所，さらには置かれた立場などが食い違っていることが多いのです．

　大きな災害は，時間的・空間的な広がりをもっています．特定の場所の，特定の時点での状況が，そのまま他の場所，他の時点にあてはまるわけではなく，身元確認の体制や方法は『時』と『場所』によって環境や状況も変わります．このようなダイナミックな変化を実感することが，将来の大規模災害に備えるためには重要です．本書は，このような立場から執筆されています．

3 「あるべき姿」をイメージする

　もう一つ大切なことがあります．歯科医師会や大学などの組織で一所懸命に働いていますと，そこが世界の中心であると勘違いすることがあります．しかし，**身元確認に従事する歯科医師の活動は，警察を中心とした災害対応のなかのほんの一部なのです．**例えば，宮城県で身元確認にあたった歯科医師の数は，検視関連業務に従事した警察官の数の1/15程度です（延べ人数で比較）．つまり，1人の歯科医師が検案所に派遣されると，その周囲で15倍以上の人数の警察官が働いていた計算になります．**さらに言えば，震災対応に出動した警察官の全体数は，その10倍規模に達します．**そのような大きい組織体と

して，あるべき姿をイメージすることが大切です．ミクロな視点から，自分たちの理想を追い求めることは，ある意味で，わがままな思い込みであるケースもあり，必ずしも組織全体として最適であるとは限らないのです．このことは，緊急時の現場感覚を理解するうえで重要なポイントです．

4 本書の目的について

これまで，警察歯科領域あるいは法歯学領域では，どちらかというと，一つひとつの個人識別事例を重視したミクロな視点での議論が多かったように思います．

本書は，身元確認の活動全体をより大きくとらえ，災害の時間的・空間的な広がりと，身元確認作業の全体像を意識して書かれています． そのなかで，歯科医師を中心とした身元確認チームの実際の役割を明らかにしています．

本書は，東日本大震災の現場で身元確認作業に直接的に携わった，異なる立場の四人が，大震災が忘れ去られる前に，事実を記録として残し，これから起こりうる災害に対してわれわれの経験を活かしてもらうことを目的としています．江澤・柏崎は歯科医師であり，もともと宮城県歯科医師会では身元確認班を震災の4年前から立ち上げ，大震災では歯科医師の活動の指揮と現場での連絡調整を行いました．一方，小菅は，群馬県高崎市において，平時より身元確認に従事する検視警察医であり，専門の歯科放射線学の知識と人脈を活かして，被災地にエックス線撮影を導入しました．江澤との出会いは，第8回の警察歯科医会全国大会（新潟）がきっかけでした．最後に，4人の中でも異色の青木は，歯科医師ではなく，画像認識や生体認証を専門とする東北大学の教授です．2005年頃から，小菅と法歯学分野の共同研究に取り組んできたことをきっかけとして，情報工学分野の知見を震災の現場に持ち込みました．

本書第Ⅰ部では，このまったく異なるバックグラウンドの4人による震災時の身元確認活動を総括して述べます．さらに，第Ⅱ部では，将来の大災害等に備えることを目的として，身元確認作業全体のシステム化に向けた具体的方法論を明らかにします．

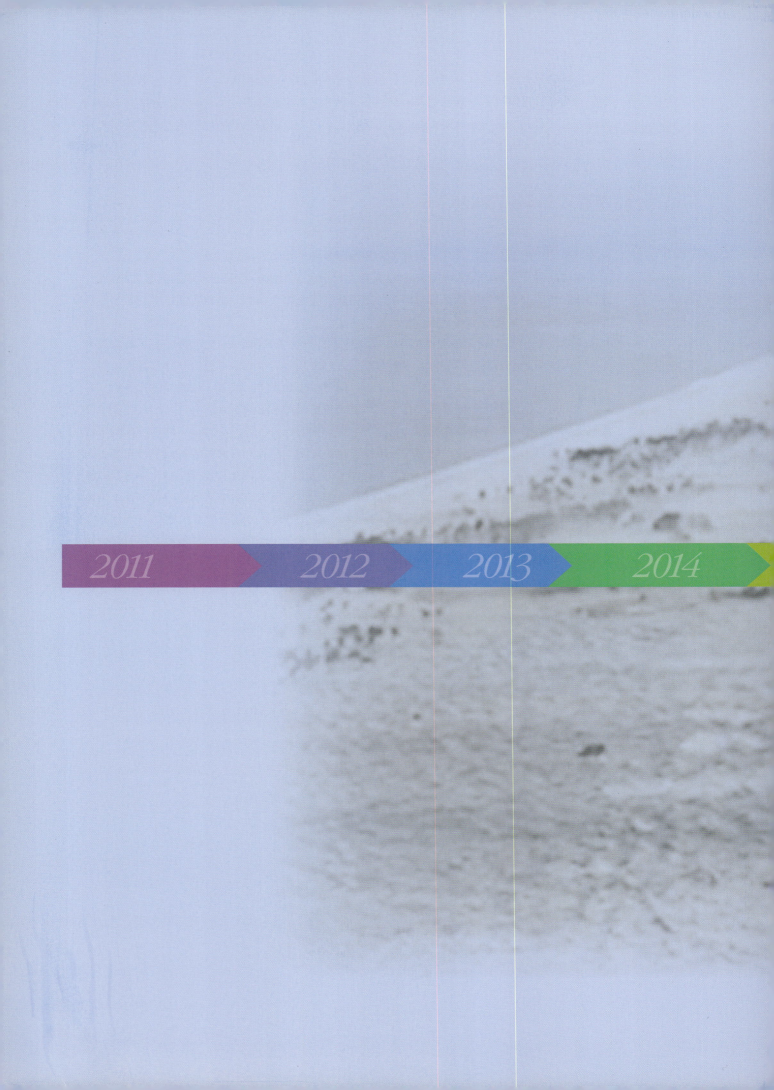

2011 → 2012 → 2013 → 2014

第 I 部

大震災における

2015 → 2016

身元確認の記録

> 身元確認活動

1 東日本大震災はどのような自然災害だったのか？

1 東日本大震災とは？

東日本大震災の発端は，2011年（平成23年）3月11日（金）に発生した「東北地方太平洋沖地震」です．その地震に伴う津波，さらには，その後の余震活動により引き起こされた大規模地震災害全体のことを東日本大震災と呼びます．ここでは，ごく簡単に震災の被害を概説しますが，文献等によって，被害状況の見積もりや数値データは異なることがあるので留意してください．

2 巨大地震の発生

東北地方太平洋沖地震の発生は，日本時間で3月11日14時46分，震源は宮城県牡鹿半島の東南東約130km（気象庁の発表によると，北緯38度6分12秒，東経142度51分36秒の地点）の太平洋の海底24kmとされ，わが国周辺における観測史上最大の地震であり，その規模はマグニチュード9.0でした．震源域は，岩手県沖から茨城県沖にかけて，南北約500km×東西約200km，面積はおよそ10万km^{2}という広範囲にわたりました（図2-1）．宮城県栗原市では，最大震度7を観測，宮城，福島，茨城，栃木の4県では震度6強を観測しました．

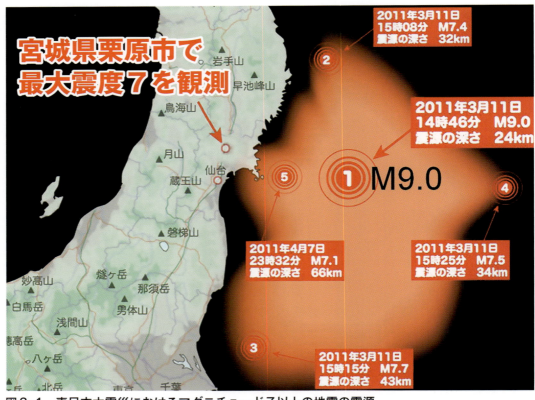

図2-1　東日本大震災におけるマグニチュード7以上の地震の震源

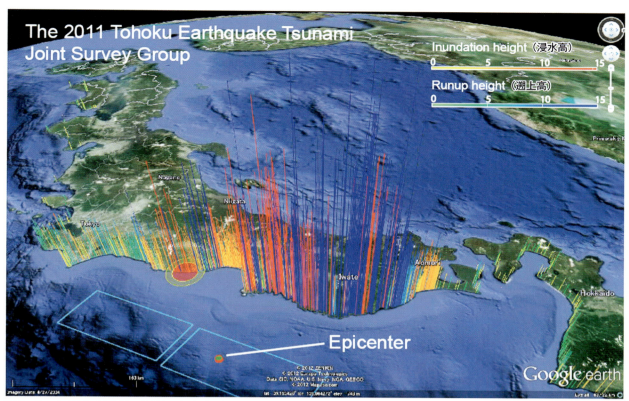

図2-2　東日本大震災で観測された各地の津波の高さ（浸水高は赤系の色で，遡上高は青系の色で示されている）
（東北地方太平洋沖地震津波合同調査グループ，ホームページは，http://www.coastal.jp/ttjt/ を参照）

　地震発生当日，仙台市内の江澤の診療室は，まさに，巨人に建物を両手で持たれてシェークされたような感じで，およそ6分間この状態が続きました．一般的には大きな地震でも1分程度でおさまると教育されていましたので，この長い地震が異常な大きさであることはすぐに気がつきました．一方，青木は，市内の老舗ホテルにおいて，次世代自動車技術の講演会に演者として出席．会場には100名以上の聴衆が詰めかけていました．ちょうどテレビ局が取材に来ており，その記録映像は，天井・床が抜けるほどの揺れ，ひびが入る壁，大きな音をたてるシャンデリア，非常電源に切り替わる電灯，恐怖にひきつる参加者の表情を克明に記録しています（東日本大震災の記録〜3.11宮城（DVD），TBC東北放送（著），2011年11月11日）．

3 被害状況

　この地震によって引き起こされた津波は，太平洋沿岸部に壊滅的な被害をもたらし，場所によっては波高が10m以上，最大遡上高40.1m（大船渡市綾里湾）にも上りました（図2-2）．宮城県仙台空港付近では津波が約5，6km内陸に侵入しています．

　被害地域は，北海道南岸から東北を経て東京湾を含む関東南部にまでの広範囲に及びました．後で詳しく述べますが，2016年（平成28年）9月9日時点で，震災による死者数15,894人，行方不明者は2,557人に上ります（警察庁のデータ）．避難者の数は，震災直後は40万人以上に上りました．復興庁によると，2016年2月12日時点の避難者等の数は174,471人となっており，避難が長期化しています．建築物の全壊・半壊は合わせて40万戸以上に上ります．日本政府の試算によると，震災による直接的な被害額は16兆〜25兆円と見積もられており，世界銀行は，自然災害による経済損失額としては史上1位としています．

4 | 地盤沈下と移動

　地震直後の地盤沈下は石巻市牡鹿で1.2mにも及び，水平的な移動は女川町で東南東に5.85mにも達しました．秋田でさえ1.1mも東側に地盤が移動しています．なお，現在の水平方向と垂直方向の大地の移動の状況は，**図2-3**に示したとおりです．東北地方の沿岸部においては，発災直後は地盤沈下しましたが，現在は隆起しています．

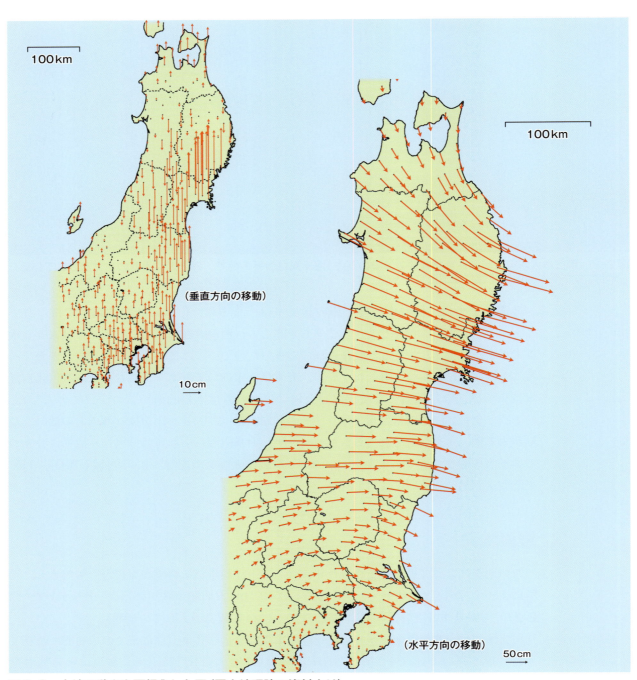

図2-3　大地の動きを可視化した図（国土地理院の資料より）
地盤の垂直方向の移動（沈下と隆起）を左図に，水平方向の移動を右図に示す．

5 メルトダウン

東京電力福島第一原子力発電所は，地震の発生から約50分後に，遡上高14～15mの津波に襲われ，全電源を喪失．原子炉を冷却できない状況となり，1号機，2号機，3号機でメルトダウン（炉心融解）が起こりました．水素爆発により原子炉建屋が破壊され，大量の放射性物質が漏洩しました．国際原子力機関（IAEA）と経済協力開発機構原子力機関（OECD/NEA）が策定する国際原子力事象評価尺度（INES）では，最高度のレベル7の事故とされています．

なお，レベル7の深刻な事故の基準は，広範囲の健康および環境への影響を伴う放射性物質の大規模な放出，ならびに原子炉や放射性物質障壁が壊滅，再建不能という定義になっています（表1）．スリーマイル島における事故はレベル5で，レベル7の事故は世界的には，チェルノブイリ原子力発電所事故（1986年）と今回の福島第一原子力発電所事故のみが該当しています．この事故は，特に，福島県の身元確認作業にも大きな影響を与えました．

表1　国際原子力事象評価尺度（INES）（出典：原子力・エネルギー図面集2015）

	レベル	基準			参考事例 （INESの公式評価でないものも含まれている）
		基準1：人と環境	基準2：施設における放射線バリアと管理	基準3：深層防護	
事故	7 （深刻な事故）	・広範囲の健康および環境への影響を伴う放射性物質の大規模な放出			・旧ソ連　チェルノブイリ発電所事故（1986年）暫定評価 ・東北地方太平洋沖地震による福島第一原子力発電所事故（2011年）
	6 （大事故）	・放射性物質の相当量の放出			
	5 （広範囲の影響を伴う事故）	・放射性物質の限定的な放出 ・放射線による数名の死亡	・炉心の重大な損傷 ・公衆が著しい被ばくを受ける可能性の高い施設内の放射性物質の大量放出		・アメリカ　スリーマイルアイランド発電所事故（1979年）
	4 （局所的な影響を伴う事故）	・軽微な放射性物質の放出 ・放射線による少なくとも1名の死亡	・炉心の全放射能量の0.1％を超える放出につながる燃料の溶融または燃料の損傷 ・公衆が著しい大規模被ばくを受ける可能性の高い相当量の放射性物質の放出		・ジェー・シー・オー臨界事故（1999年）
異常な事象	3 （重大な異常事象）	・法令による年間限度の10倍を超える作業者の被ばく ・放射線による非致命的な確定的健康影響	・運転区域内での1Sv※（シーベルト）/時を超える被ばく線量率 ・公衆が著しい被ばくを受ける可能性が低いが設計で予想していない区域での重大な汚染	・安全設備が残されていない原子力発電所における事故寸前の状態 ・高放射能密封線源の紛失または盗難	
	2 （異常事象）	・10mSv（ミリシーベルト）を超える公衆の被ばく ・法令による年間限度を超える作業者の被ばく	・50mSv（ミリシーベルト）/時を超える運転区域での放射線レベル ・設計で予想していない施設内の域内の相当量の汚染	・実際の影響を伴わない安全設備の重大な欠陥	・美浜発電所2号機　蒸気発生器伝熱管損傷事故（1991年）
	1 （逸脱）			・法令による限度を超えた公衆の過大被ばく ・低放射能の線源の紛失または盗難	・「もんじゅ」ナトリウム漏えい事故（1995年） ・浜岡原子力発電所1号機余熱除去系配管破断事故（2001年） ・美浜発電所3号機二次系配管破損事故（2004年）
尺度未満	0 （尺度未満）	安全上重要でない事象		0＋	安全に影響を与える事象
				0－	安全に影響を与えない事象
	評価対象外	安全に関係しない事象			

※シーベルト（Sv）：放射線が人体に与える影響を表す単位（1ミリシーベルトは1シーベルトの1,000分の1）

2 人的被害と身元確認
身元確認活動
~岩手・宮城・福島で何が起こったのか?

1 全国の被害状況

東日本大震災の人的な被害状況については,警察庁が発表しています.**表2-1**に記載したデータは,2016年(平成28年)9月9日の状況です.最新の情報は,下記のホームページでご確認ください.

・警察庁のホームページ(http://www.npa.go.jp/archive/keibi/biki/index.htm)
(「被害状況と警察措置」と題するPDFファイルを参照してください)

このページは,検索エンジンで「警察庁 東日本大震災」というキーワードで検索すると,すぐに見つかります.現在,3か月に1回の頻度で,情報が更新されています.**図2-1**は,この統計をわかりやすく示したものです.2016年(平成28年)9月9日までに全国で収容された遺体の総数は15,894体に上ります.一方,行方不明者の数は2,557人となっています.

表2-1 警察庁が公表している東日本大震災における被害状況:2016年(平成28年)9月9日現在

災害種別		人的被害				建物被害									道路損壊	橋梁被害	山崖崩れ	堤防決壊	鉄軌道
		死者	行方不明	負傷者			全壊	半壊	流失	全焼	半焼	床上浸水	床下浸水	一部破損	非住家被害					
				重傷	軽傷	合計														
都道府県		人	人	人	人	人	戸	戸	戸	戸	戸	戸	戸	戸	戸	箇所	箇所	箇所	箇所	箇所
北海道		1			3	3		4				329	545	7	469					
東北	青森	3	1	26	86	112	308	701						1006	1402	2				
	岩手	4673	1123			213	19507	6568	33				6	18921	4700	30	4	6		
	宮城	9541	1233			4145	82999	155130		135			7796	224198	26796	390	12	51	45	26
	秋田			4	7	11								5	3	9				
	山形	2		8	21	29								21	96	21		29		
	福島	1613	197	20	163	183	15194	79575		77	3	1061	351	141332	1010	187	3	9		
東京		7		20	97	117	15	198	1					4847	1101	295	55	6		
関東	茨城	24	1	34	678	712	2630	24374		31		1799	779	187507	22609	307	41			
	栃木	4		7	126	133	261	2118						73552	295	257		40		2
	群馬	1		14	28	42		7						17679		36		9		
	埼玉			7	38	45	24	199	1	1			1	1800	33	160				
	千葉	21	2	29	229	258	801	10152		15		157	731	55040	660	2343		55		1
	神奈川	4		17	121	138		41						459	13	160	1	2		
	新潟				3	3								17	9					
	山梨				2	2								4						
	長野				1	1														
	静岡			1	2	3							5	13						
中部	岐阜															1				
	三重				1	1						2			9					
四国	徳島											2	9							
	高知				1	1						2	8							
合計		15894	2557			6152	121739	279067		297	3352	10231	726412	59205	4198	116	207	45	29	

(広報資料:平成28年9月9日 警察庁緊急災害警備本部)
※未確認情報を含む.2011年3月11日~10月26日発生した一連の地震の被害を含む.

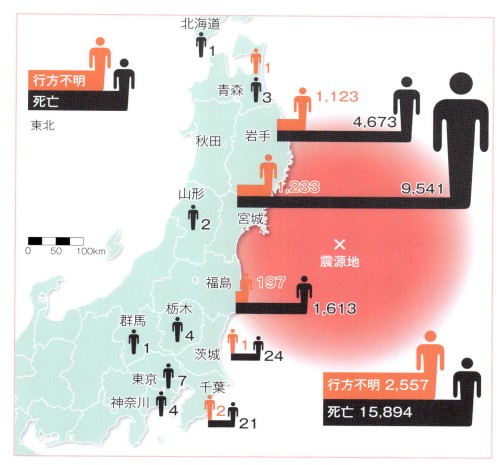

図2-1　東日本大震災における人的被害：2016年（平成28年）9月9日の状況

現場ノート：死体現象

1. 早期死体現象
① 瞳孔の散大および対光反射の消失
② 眼圧の低下
③ 筋肉の弛緩
④ 皮膚の蒼白化
⑤ 体温低下
⑥ 乾　燥
⑦ 角膜の混濁
⑧ 死　斑
⑨ 死体硬直
⑩ 死体の日焼け

2. 後期死体現象
①自家融解
　組織細胞が組織中の酵素により，嫌気的に自己細胞の消化分解が起こります．多くの酵素の至適温度は34〜40度であるため，死亡時の体温が高かったり高温環境下にある死体は，自家融解が早期かつ高度に進行します．今回の震災では3月という時期であったため気温が低く自家融解のスピードはかなり遅くなっていたと考えられます．

②腐　敗
　細菌によるタンパク質の分解を示す用語ですが，死体では有機化合物が嫌気的に分解され，無機物に変化していく状態をいいます．厳密には自家融解と腐敗の区別はむずかしいといわれています．

③白骨化
　地上の死体や水中死体は，次第に動植物や物理的因子で崩壊していきます．一般的に空気中では1年，土中では3〜4年で白骨化します．

3. 特殊な死体現象
①ミイラ化
　死体が風通しのいい乾燥し易い環境下におかれると腐敗の進行は停止しミイラ化が始まる．体重は生前の1/3〜1/2となります．

②死蠟化
　死体が水分の多い通気の遮断された環境下におかれると腐敗は停止し脂肪は脂肪酸に，タンパク質も嫌気性筋により脂肪酸になります．また脂肪酸にCa^{++}，Mg^{++}が結合して脂肪酸塩を形成し，安定した死体となります（最初はチーズを塗ったような状態で，古くなると石膏様となります）．

4. 動物による死体の損壊
　昆虫，昆虫の幼虫（うじ虫），鳥類，ほ乳類，水棲動物による損壊

　東日本大震災では3月に発生したため気温が低く遺体の死後変化の状態はおだやかであったものと思われます．直後のご遺体の外傷は少なく皆さん眠っているようでした．非常に冷たくなり死後硬直も強く開口が困難な遺体が多かったのです．地上で発見されたご遺体と水中で発見されたご遺体では同じ時期でも死後変化は大きく違っていました．半年後に冷蔵庫の中から発見されたご遺体はほとんど死後変化が起きていなく発見者一同驚いていたと聞きました．水中でも泥の中から発見された遺体はその変化も少なくニオイも少ない傾向にありました．

2 岩手・宮城・福島で収容された遺体数

　東日本大震災においては，特に，岩手県，宮城県，福島県の被害が甚大です．3県において収容された遺体の数の経時変化を**図2-2**に示します．宮城県での人的被害が最も多く，全国の遺体の約6割が宮城県で収容されています．また，2011年（平成23年）の4月から5月にかけて，収容された遺体数の増加に大きな変化がみられます．この変化点以前に収容された遺体は，比較的損傷の程度が少なく，一方，この変化点以降になると，遺体の損傷が急速に進行しました．**大規模災害では，このように，時期によって収容した遺体の「数」と「損傷状況」が変化していきます．両者はある意味でトレードオフの関係にあり**まました．

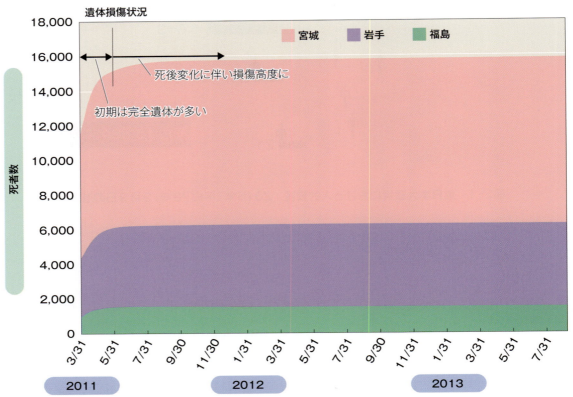

図2-2　岩手県・宮城県・福島県において収容された遺体数の推移

3 岩手・宮城・福島における行方不明者数

　図2-3は被災3県における行方不明者の数の経時変化を示しています．収容遺体数の増加に比較して，曲線の滑らかさが少なく，随所で急な増減がみられます．行方不明者の数は，多くの場合，遺族からの登録によって確定しているため，震災初期にはさまざまな混乱が生じます．具体的には，同一人物が異なる人として複数の検案所に登録されたり，実際には生存している人が登録されたまま残っていたり，といった混乱がみられました．このため，警察において，いわゆる「名寄せ作業」のような情報整理が必要になります．この整理を行ったタイミングで，数が大きく変化することもありました．このように，**大規模災害における「行方不明者」に関する情報は，混乱のなかで大きく変化する可能性があります**．

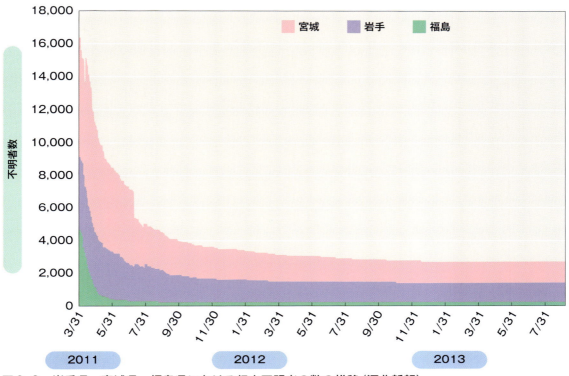

図2-3　岩手県・宮城県・福島県における行方不明者の数の推移（河北新報）

4 岩手・宮城・福島の人的被害のまとめ

表2-2は,被災3県における身元確認の状況をまとめたものです.表2-1および図2-1に示した警察庁の発表と少しデータが異なっています.これは,統計において,遺体が震災に起因するか否かの判断基準の違いによるものですので,あまり大きな意味はありません.

2011年(平成23年)3月11日～2016年(平成28年)9月9日までに3県で収容された遺体数の合計は15,824体で,その内訳は,岩手県4,672体,宮城県9,539体,福島県1,613体となっています.このうち身元が判明している遺体数は15,752体で,その内訳は,岩手県4,614体,宮城県9,525体,福島県1,613体です.つまり,この時点での遺体の身元判明率は被災3県全体で99.5%,県ごとには,岩手県98.8%,宮城県99.9%,福島県100.0%となっています.

表2-2 主たる身元確認の方法(平成23年3月11日～平成28年9月9日犯罪鑑識官)

	検視等済死体数	身元確認数	身元未確認数	身元確認方法					うち似顔絵を併用
				身体特徴所持品等	歯牙形状(歯の所見)	DNA型検査		指掌紋	
						本人資料	血液検体		
岩手県	4,672	4,614 (98.8%)	58 (1.2%)	4,378 (94.9%) うちDNA型親子鑑定併用 996 (141)	130 (2.8%)	46 (1.0%)	13 (0.3%)	47 (1.0%)	3 (H24.6～19体分公表)
宮城県	9,539	9,525 (99.9%)	14 (0.1%)	8,214 (86.2%) うちDNA型親子鑑定併用 1,396 (434)	920 (9.7%)	85 (0.9%)	17 (0.2%)	289 (3.0%)	24 (H24.5～100体分公表)
福島県	1,613	1,613 (100.0%)	0 (0.0%)	1,364 (84.6%) うちDNA型親子鑑定併用 414 (10)	200 (12.4%)	7 (0.4%)	5 (0.3%)	37 (2.3%)	0 (H24.10～2体分公表)
上記3県合計	15,824	15,752 (99.5%)	72 (0.5%)	13,956 (88.6%) うちDNA型親子鑑定併用 2,806 (585) (17.8%)	1,250 (7.9%) (3.7%)	138 (0.9%)	35 (0.2%)	373 (2.4%)	27 公表合計 121体分

※複数の身元確認方法による場合は,主たる方法を計上
※「身元確認数」,「身元未確認数」欄の( )の割合は,「検視等済死体数」に対する割合
※「身元確認方法」欄の( )内の割合は,「身元確認数」に対する割合
※DNA型親子鑑定併用の件数は,「身元確認数」に対する内数であり,( )内の数値は,DNAビュー(DNA型検査による親族関係推計ソフト)を活用した内数
※本人資料とは,「行方不明者のへその緒,歯ブラシ,くし等」,「医療関係機関が保管している行方不明者の細胞検体,血清等」
※血液検体とは,日本赤十字社が保管している行方不明者の献血血液
※「似顔絵」は,似顔絵を端緒とし,各身元確認方法により身元確認に至った数
※似顔絵公表121体分のうち,似顔絵が端緒か否かにかかわらず身元が確認された数(97体)を除いた身元未確認は,24体である.

5 | 岩手・宮城・福島における身元確認の方法

　身元が判明した遺体15,752体を，身元確認の手段によって分類すると，①身体的特徴や所持品等による確認が88.6％であり，②歯科の所見による確認が7.9％，③指掌紋による確認が2.4％，④DNA型による確認が1.1％です．なお，④DNA型鑑定の実績が少ない理由は，対象者本人の毛髪などの生前DNAサンプルが津波で失われているケースが多いためです．ただし，本人の生前サンプルが入手できない場合でも，DNA型親子鑑定によって遺体の候補者を絞り込むことが可能な場合もあります．このDNA型親子鑑定技術は，被災3県の約2,800名に適用されて，遺体の候補者の絞り込み（スクリーニング）の際に効果を発揮しています（**図2-4, 5**）．ただし，DNA型親子鑑定は，最終的に個人を特定する技術ではありませんので，歯牙鑑定や他の個人識別手段と組み合わせて併用することが必要です．

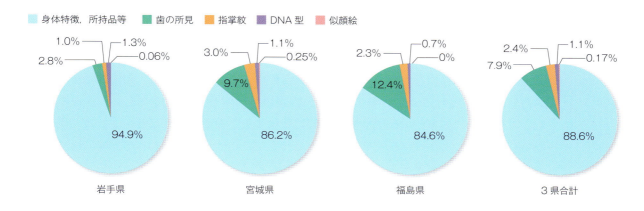

図2-4　岩手・宮城・福島において使用された身元確認方法の割合

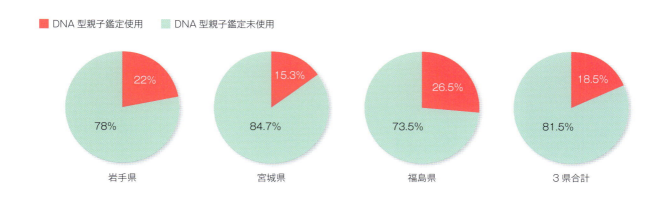

図2-5　岩手・宮城・福島においてDNA型親子鑑定が併用された割合

身元確認活動

3 宮城県の遺体はどこに収容されたのか？

1 | 43か所もあった検案所

　宮城県は震災による犠牲者が最も多く，震災当初の遺体収容数は，1日当たり1,000体を超えた時期がありました．収容された遺体の検視（より広義には検死）や検案（**用語解説28頁**）を実施する場所を一般に「検案所」といいます．図3-1の地図に示すように，宮城県における検案所は合計で43か所にも上ります．なお，地図の中では41番までですが，31番の巨大検案所「グランディ・21」は，その管理が3つに分かれているので，全体で43か所と数えています．

　図3-2は，これらの43か所の検案所運用が，時間経過とともに，どのように変化していったかを示しています．同時期に稼働した検案所の最大数は26か所もありました．検案所の数が最大になったのは2011年（平成21年）3月中旬でしたが，段階的に集約されていきます．最終的には，沿岸部9か所の警察署で検案が行われています．大規模災害では，このように**検案所の配置や数が動的に変化することに注意が必要**です．身元確認の体制も状況に応じて柔軟に変更する必要があります．このような場合には，身元確認チームを機動的に現地に派遣する体制が必須となります．

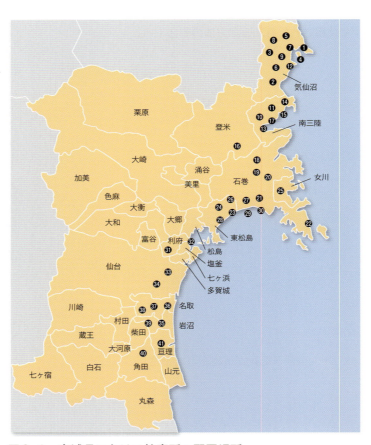

図3-1　宮城県における検案所の配置場所

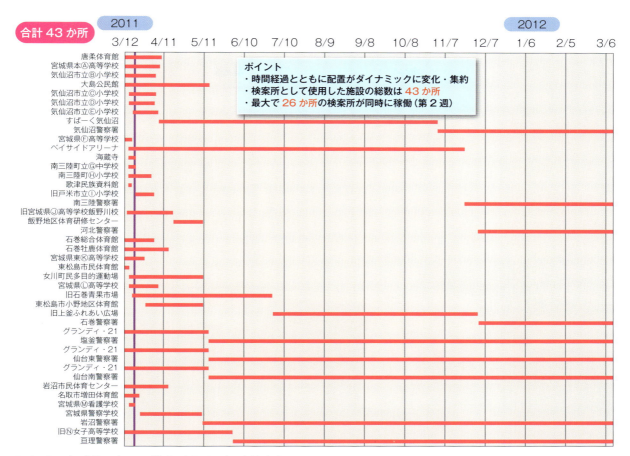

図3-2　宮城県における検案所運用の経時的変化

2 検案所

　図3-3は，太平洋沿岸の被災地域の代表的な検案所について，上空からの眺めをまとめたものです（Google Earthを使用）．石巻市の検案所の様子がわかります．

　石巻市は，死者数と行方不明者数の合計が3,900人を超えており，今回の災害で被災した市区町村のなかで，最も犠牲者の多い地域でした．ここでは，海にも近く，津波が到達した場所でもある「旧石巻青果花き地方卸売市場（通称：旧石巻青果市場）」を検案所にしました．ここに派遣された歯科医師は，余震のたびに津波の再来を心配しながら死後記録を収集しました．この旧石巻青果市場は約7,000m^2の面積があり，宮城県内で最大の検案所でした．ここには，約2,000体の遺体が収容され，この数も最大でした．

　仙台近郊の利府町では「グランディ・21」という総合運動公園の大型体育館が検案所となりました．ここは，約3,000m^2もの面積があり，約1,000体の遺体を収容しました．宮城県内で2番目の規模でした．「旧石巻青果市場」および「グランディ・21」のような巨大検案所が確保できたことは，その後の身元確認にたいへん役に立ちました．

　三陸海岸沿岸の気仙沼市や南三陸町などでは，それぞれ，屋内ゲートボール場「すぱーく気仙沼」や南三陸町総合体育館「ベイサイドアリーナ」などのスポーツ施設，さらには，学校，お寺などが臨時の検案所・安置所として使用されました．震災当初は，このような臨時の検案所が多数存在していました．

　女川町は，住民の8％以上が犠牲になったとの統計もあり，街の破壊の状況はきわめて深刻でした．検案所として使用できる建物もありませんでした．そこで，地域の避難所となった「女川町民多目的運動場」の体育館のそばに，テントを用いて仮設の検案所が併設されました．

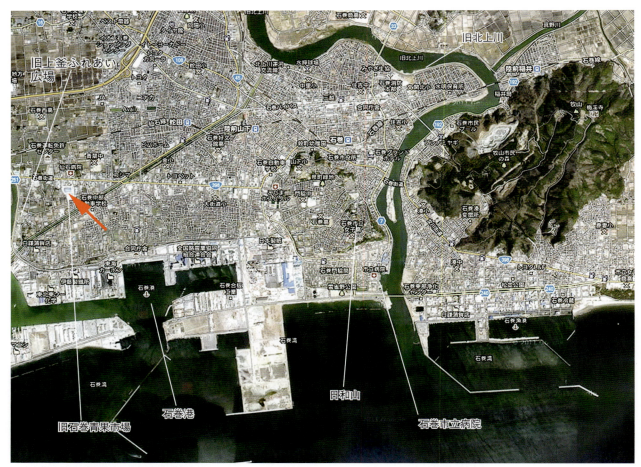

図3-3　発災当時の石巻市（Google Earth より）
赤い矢印が「旧石巻青果花き地方卸売市場」の位置を示す．

旧石巻青果市場

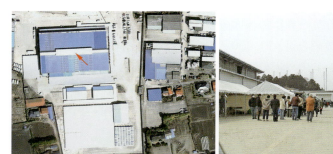 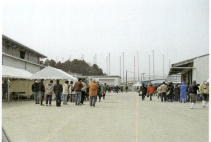 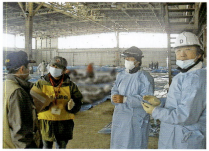

旧石巻青果市場の全景（Google Earth より）　遺族がつめかけて遺体の引き渡しを待っている．　内部で歯科医師との打ち合わせ

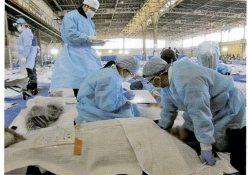 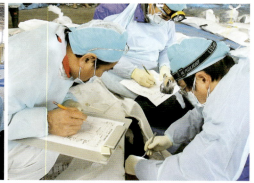

日航機の検死経験者には滲出液（しんしゅつえき）などのために，ひざや手は遺体周囲にはつけないと教育されていたが，今回の震災では3月中は寒かったこともあり写真のように，ひざや手をついた状態での検死が可能だった．

旧上釜ふれあい広場

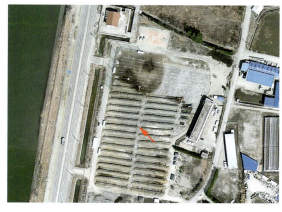

旧上釜ふれあい広場：仮埋葬のための穴が認められる．
（Google Earth より）

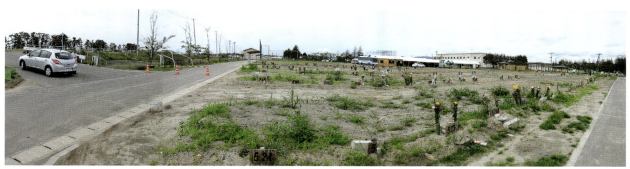

仮埋葬後の状態（南側より撮影）：遺体番号票が設置されている．

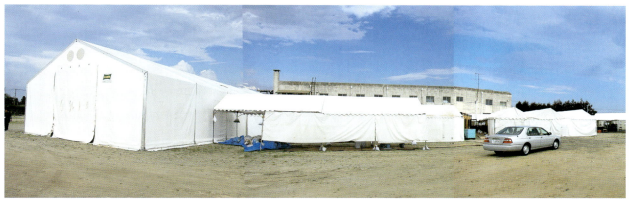

仮設テント検案所（西側より撮影）

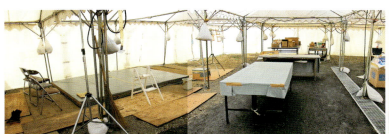

仮設テント内の準備が整った検案所の様子

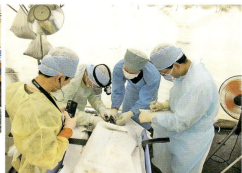

仮設テント内での検死状況（2011年8月）：濃いブルーの白衣は警察官であり，他の3人は歯科医師．臭いをとばすためと暑さ対策のために大型の扇風機を稼働させている．

グランディ・21

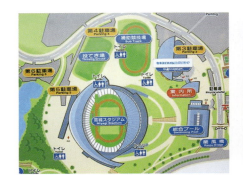
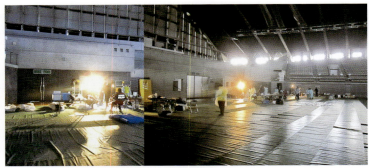

2011年3月12日朝：遺体収容前の状態

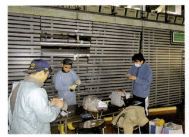

余震がひどかったためいつでも避難できるように出入り口近くで着替えを行った．

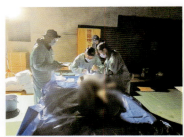

2011年3月12, 13日：停電のため発電機による明かりのもとでの検死を行っている．

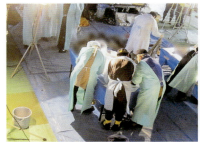

3人の警察官による遺体の検視

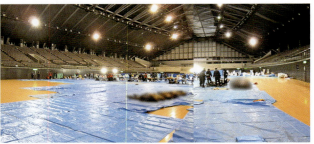

2011年3月14日：収容された遺体が並んでいる．

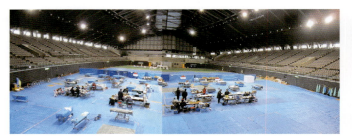

2011年4月下旬の状況：卓球台で作ったパーテーションの向こう側が遺体安置所で，こちら側が検案所

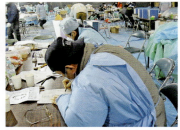

机に戻ってチャートの所見を記入中．仙台歯科医師会会員の1人が配布された「仙医」ロゴ入りの帽子をかぶって作業を行っている．

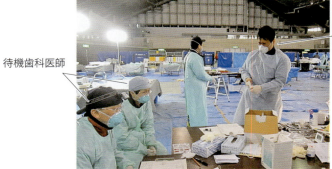

待機歯科医師

検死の補助についた警察官

グランディ・21内の歯科医師待機場所

すぱーく気仙沼
気仙沼で最も長期にわたり稼動した検案所（3月下旬〜10月下旬まで）で，本来はゲートボール場

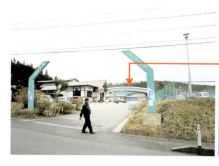
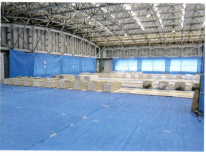
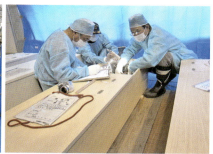

南三陸ベイサイドアリーナ
南三陸で最も長い間使用された検案所（発災直後〜11月下旬）

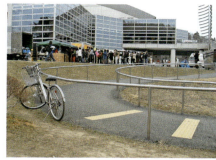
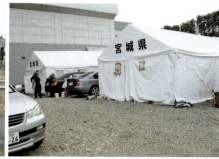

避難所裏の仮設テントに検案所が設置された

旧角田女子高等学校
複数の教室が遺体安置所として使用された．そのため検死にあたる歯科医師が遺体の収容されている教室を回って検死した．

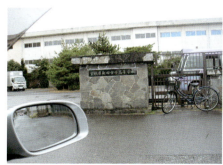
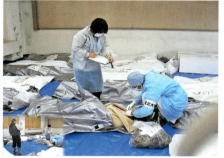

旧角田女子高等学校（廃校だった）の入り口　　教室内で歯科医師2人1組で検死している様子

女川町民多目的運動場にあった仮設テント内の遺体安置所

宮城県警本部内での照合

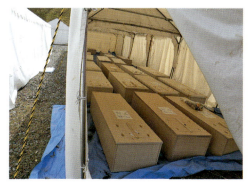
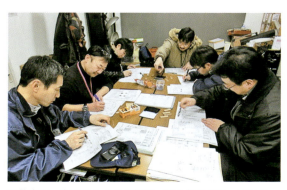

多目的運動場の端に仮設のテントを張り，遺体を収容している様子．メインの体育館は避難所として使用した．

県警内の一室でカルテの分析や，照合作業を行っている様子

身元確認活動
4 宮城県の身元確認から見えてきたこと ～歯とDNAの相補的な活用

1 震災後も継続する身元確認

宮城県の身元確認状況は，すでに**表2-2**（10頁）に示したように，2011年（平成23年）3月11日から2016年（平成28年）9月9日までに9,539体の遺体が収容されており，このうち身元が判明している遺体は9,525体，身元不明遺体は14体です．**図4-1**は身元判明率の経時変化を示したものです．このグラフは，ある大切なことを示しています．震災以降，すでに5年以上が経過しているため，ほとんど新たな遺体の収容はありません．しかし，その間も身元判明率は，継続的に上昇しています．結果的に，2016年9月時点の身元判明率は99.9％に達しています．このように，身元判明率を向上させる努力は，あらゆる手段を講じて，震災後も継続的に行われていることがわかります．このような非常に高い個人識別率は，わが国の警察が世界に誇るべき取り組みであると思われます．

2 困難を極める遺体の収容

その一方で，宮城県においては，いまだに1,233人の行方不明者がいます（2016年9月9日時点）．つまり，現時点での身元確認の限界は，個人識別の技術的な限界によるものではなく，遺体捜索能力の限界によって決定されることがわかります．これは，やむをえないことではありますが，非常に残念なことでもあります．いずれにしても，身元確認に従事する人間にとっては，収容された遺体については確実に100％身元を判明させることが目標となります．

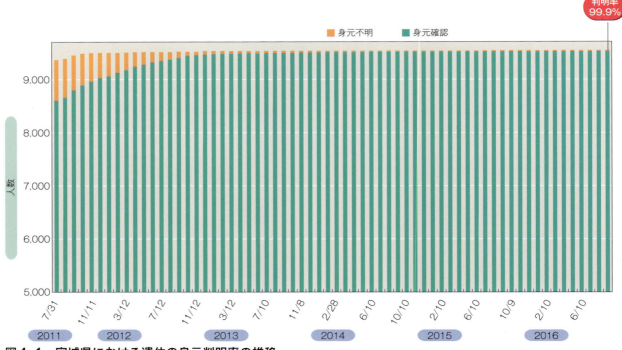

図4-1　宮城県における遺体の身元判明率の推移

3 | 時間とともに損傷する遺体

　3月に収容された震災当初の遺体は，顔貌や着衣，所持品等で身元を特定できる場合が多い状況でした．身元確認に参画した多くの関係者が，初期の遺体は，まるで生きているのかと思わせるほどに損傷が少なかったと証言しています．発災直後に，そのような遺体に触れた際，2重のグローブをしているにもかかわらず，氷のように冷たく感じたのが印象的でした．しかし，発災後1か月を経過すると，腐敗などによって遺体の損傷が次第に高度になり，身元の確認が困難になりました．このような高度損傷遺体については，いわゆる生体認証（歯の所見やDNA型など）による個人識別が不可欠です．

4 | DNA型か？ 歯か？

　宮城県において身元が判明した遺体9,525体を，主たる身元確認の手段によって分類した結果を**図4-2**に示します．2016年（平成28年）9月9日の時点で，①身体的特徴や所持品等による確認が約86％であり，②歯の所見による確認が約10％，③指掌紋による確認が約3％，④DNAによる確認が約1％です．今回の震災では，高度に損傷した遺体の身元確認について，歯科的個人識別が有効でした．時間の経過とともに歯科的個人識別の適用件数が増加し，最終的には全体の約1割を占める結果となりました．一方，DNA型鑑定④の実績が少ない理由は，すでに述べたように，対象者の生前DNA資料が津波で失われているケースが多いためです．これは，今回のような津波災害の特有な特徴の一つであると思われます．たとえば，航空機事故災害のように，犠牲者住居の被害がなく，生前のDNA資料が入手可能な場合は，DNA型鑑定が有効な手段となってきます．

5 | DNA型親子鑑定による絞り込み

　すでに述べたように，本人の生前サンプルが入手できない場合でも，DNA型親子鑑定によって遺体の候補者を絞り込むことが可能な場合もあります．**図4-3**は宮城県においてDNA型親子鑑定を適用した件数の経時変化を示しています．2016年（平成28年）9月9日の時点でDNA型親子鑑定を併用した件数は1,396件に達します．DNA型親子鑑定は，基本的には，本人を確定する技術ではなく，本人として矛盾のない候補者を絞り込む（スクリーニングする）技術です．今回の震災では，DNA型親子鑑定で絞り込まれた候補者を，歯牙鑑定によって最終確認するケースが多くみられました．特に，時間経過とともにこのような事例が増えたと考えられます．そのような意味で，**身元確認の現場では，「歯牙鑑定とDNA型鑑定は相補的な役割を有する」ことは，ほぼ常識となっています．警察歯科医会などの討論で，歯牙鑑定とDNA型鑑定の優劣を議論するケースがよくみられますが，これは，ほとんど意味がありません．**どのような，災害・事故・事件においても，両者は相補的な役割を担うと考えるべきでしょう．

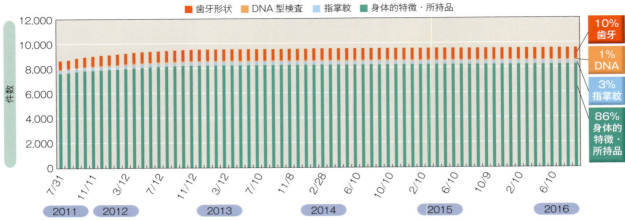

図4-2 宮城県における主たる身元確認方法の経時変化

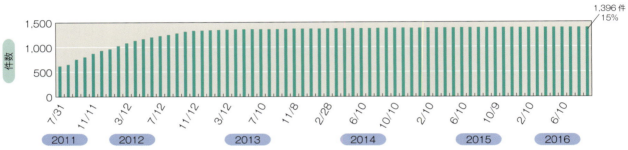

図4-3 DNA型親子鑑定を併用した件数

6 歯による個人識別の威力

　今回の震災において，高度損傷遺体の身元確認に有効であった歯牙鑑定について簡単に触れておきます．

　宮城県では，920体の身元が歯科情報により確認されています．歯牙鑑定を行うために震災当初は，手書きのデンタルチャートを中心とした遺体の歯科情報収集を行っていました．しかし，2011年4月になると，損傷の著しい遺体が増加し，歯牙鑑定を行うにしても，より客観性の高い死後記録の収集が必要になりました．そこで宮城県では，4月末から，身元確認チームに青木・小菅が加わり，歯科的個人識別の高度化に取り組みました．具体的には，歯科検死標準機材をパッケージ化（54〜59頁）して，広域配置された検案所に収容されているすべての遺体から，デンタルチャート，口腔内写真，歯科X線画像の3種類を組織的に収集する仕組みを整備しました．さらに，青木研究室が，生前カルテ情報と遺体情報を照合する歯科情報照合ソフトウェアDental Finder（44頁）を開発するとともに，宮城県警に情報機器を提供してその運用を担当しました．最終的には，**図4-4**に示す身元確認ワークフローを構築し，組織体制の整備に全力で取り組みました．

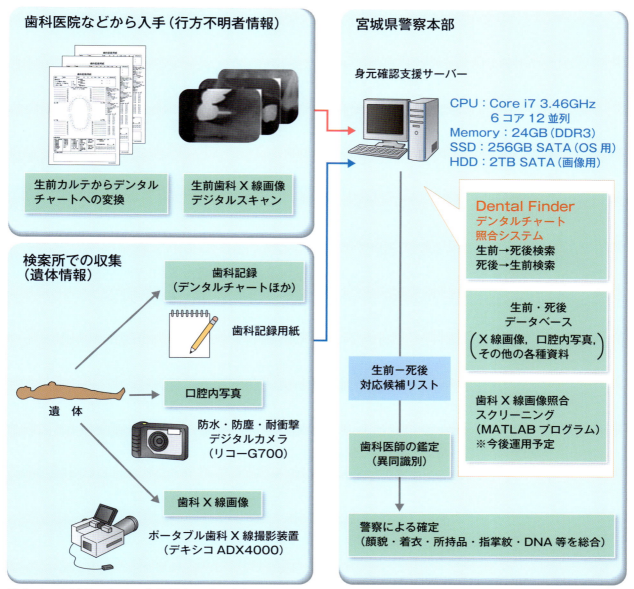

図4-4 宮城県における大震災身元確認支援ワークフローと身元確認支援システム
左上：〔生前情報〕歯科医院から行方不明者のカルテやX線資料等を入手（身元確認サーバーに登録）．これらを手作業で解読して最終的な口腔内の状態を推定．各歯の状態を5分類で数値化してDental Finderに登録．
左下：〔死後情報〕歯科医師を検案所に派遣して，デンタルチャート，口腔内写真，歯科X線画像を採取．デンタルチャートを5分類方式で数値化し，Dental Finderへ登録．画像データについては，身元確認サーバに取り込んで一元管理．
右側：〔情報分析〕Dental Finderによって，生前と死後の歯科情報（5分類データ）を検索・照合．一致した生前および死後のペアについて，それらの画像データなどを含めて歯科医師2名1組による異同識別を実施．

身元確認活動

5 警察はどのように動いたか？
～検視・身元確認の体制

1 検視について

東日本大震災においては，自衛隊，警察，消防，海上保安庁等によって遺体が収容されると，警察が遺体の「検視」※(用語解説)を一元的に行いました．「検視」には，「司法検視」と「行政検視」があります．変死者または変死の疑いのある死体の検視を「司法検視」，今回の東日本大震災の遺体のように犯罪に起因するものでない事が明らかである死体の検視を「行政検視」と言います．身元確認のための死体調査についても，警察の検視業務の中で一体的に行われますので，ここでは，予備知識として，まず検視の一般的な流れについて説明します．その後，東日本大震災での検視体制がどのようになっていたのかを解説します．

検視業務の流れは，一般に以下のようになります．

1. 医師が，死亡診断・検案※(用語解説)を行い，異状の有無を判断します．異状死体と診断された場合，医師は24時間以内に所轄警察署に届け出ます．
2. 犯罪性がないことが明らかな場合は，「警察等が取り扱う死体の死因又は身元の調査等に関する法律」に基づいて行政検視（調査）を行います．それ以外の場合は，「刑事訴訟法第229条」に基づく司法検視（代行検視）を行います．
3. 司法検視は，検察官が行うことになっていますが，検察事務官または司法警察員に代行させることができます（このため，代行検視とも呼ばれます）．これによって，犯罪性の有無が究明されます．同時に医師が検案を行います．
4. 犯罪性がない場合，医師が死体検案書を作成します．なお，死因を明らかにするため特に必要があると認められるときは，解剖を実施することができます．
5. 犯罪性がある場合，必要に応じて，司法解剖へ移行します．

遺体の身元確認のための死体調査については，一般には，上記の「検視」の流れのなかで一体的に実施されています．

用語解説：「検視（けんし）」と「検死（けんし）」の違い

「検視」と似た用語として，「検死（検屍）」が使われますが，これは日本の法令用語には存在しません．一般に，米国等におけるautopsyは，日本における「検視」から「司法解剖」に至るまでの一括した概念を表しますので，このことを「検死（検屍）」と訳す場合があります．また，「検視」は検察官，または，より一般的にはこれを代理する警察官等が行う業務と法令に定められています．これと区別する意味で，歯科医師による死後記録採取の作業についても，「検死（検屍）」という広い意味の用語を使用する場合があります．

用語解説：「検案（けんあん）」とは

「検案」とは，医師が死体に対し，死亡を確認し，死亡時刻，死因，異状死かどうか等を総合的に判断することです．医師は，死亡を確認し異状死でないと判断したら，死体検案書を作成します．一方，異状死の疑いがある場合は，警察へ届け出ることになります．なお，検案には解剖を行うことは含まれません．検案の一般的な意義としては，人間の死亡を医学的・法律的に証明すること，死因統計の基本情報を与えること，事件の証拠や保険の認定・査定の資料を与えることなどがあげられます．

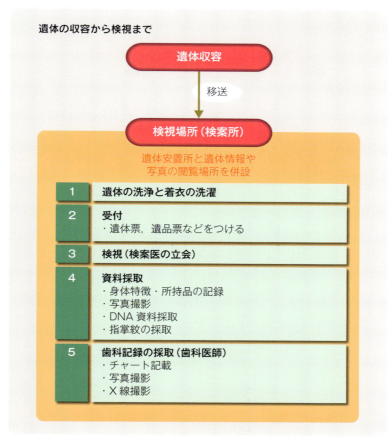

図5-1　遺体の収容から検視までの手順

2 東日本大震災の検視体制

災害時も基本的は上記の手順に沿って検視が実施されました．図5-1に遺体の収容から検視までの手順を示します．ここでいう「検視場所」とあるのは，3章で説明した「検案所」のことです．余談ですが，警察の立場からは「検視場所」という呼称が用いられ，医師を主体とする立場（死因を究明する立場）からは「検案所」という呼称になると思われます．なお，東日本大震災では，この「検視場所＝検案所」には，「遺体安置所」，「遺体引渡所」，「遺体情報・写真等の閲覧場所」が併設されました．遺体が収容されると，①遺体の洗浄と着衣の選択，②受付（遺体票・遺品票の発行など），③警察官による検視・医師による検案，④資料採取（身体特徴，所持品，写真，DNA，指掌紋ほか）が行われ，最後に⑤歯科医師による歯科記録の採取（デンタルチャート，口腔内写真，歯科X線画像など）が行われることになります．

3 歯科医師の役割

歯科医師による歯科記録の採取は，警察による検案所のオペレーションのなかの一部として位置づけられることを理解することが重要です．しかも，ここで示した検案所のオペレーションは，遺体の検視を中心とした部分のみを示しており，実際には，警察による身元確認の全体の体制は，図5-2に示すように，非常に大きな枠組みになります．すなわち，このような全体像を把握したうえで，私たちの歯科的個人識別の位置づけとあるべき姿を検討することが重要です．私たちは，自分たちの歯科領域の局所的な理想を追い求めるあまり，視野が狭くなりがちです．しかし，図5-2の全体のオペレーションを，きち

んと機能させ，組織がまとまって動くことにより，初めて大量死の際の身元確認が成功することを肝に銘じておくべきでしょう．

4 警察のキーパーソンとのつながり

　検視体制に参画する歯科医師はどのようなアクションをとるべきでしょうか？それは，やはり警察の窓口となる担当者と密接に連携することにつきます．なお，宮城県警においては，検視全体の業務は刑事部捜査一課が統括し，歯科的個人識別に関しては，刑事部鑑識課が統括しました．おそらく他の地域でも同様の分担が行われると思われます．これらの2つの課の業務全体を見渡す能力があり，警察の他の部門との交渉ができ，現場を熟知した警察官がキーパーソンになります．このキーパーソンを味方につけ，あらゆる相談を持ち込める関係を構築することが最も大切です．このことは，いくら強調してもしすぎることはありません．宮城県では，鑑識課長補佐で機動鑑識隊長の伊東哲男警部（当時）が，このキーパーソンとなりました．歯科医師会の江澤が，伊東隊長と密接に連絡を取ることによって，円滑な連携が可能になりました．

5 警察業務の全体像

　警察の業務は，当然ながら身元確認のみではありません．それでは，警察の出動体制は，全体でどの程度の規模になったのでしょうか？警察庁は，岩手県警，宮城県警，福島県警に対し，発災直後からすべての都道府県警察より部隊を派遣しています．具体的には，それぞれの県公安委員会からの援助要求等により，全都道府県警察から広域緊急援助隊等の警察部隊延べ約91万人（2012年（平成24年）3月11日現在），1日当たり最大約4,800人，車両約1,000台を派遣し，被災地における警察活動を支援しました．発災直後の体制としては，これらの派遣部隊が，岩手県警（約1,100人），宮城県警（約3,900人），福島県警（約3,000人）の警察官と共同で活動することによって，結果的に3県合計で1日当たり最大時約12,800人の出動体制が確保されました．

6 検視・身元確認に従事した警察官

　さて，以上述べたように，岩手県警，宮城県警，福島県警に対し，全都道府県警察から派遣された広域緊急援助隊等の警察部隊は1日当たり最大約4,800人の体制となりました．このうち，特に，検視・身元確認に関する人員に限定すると，1日当たり最大497人の広域緊急援助隊（刑事部隊）が派遣され，医師や歯科医師の協力を得て，遺体の検視と身元確認等を行いました．すなわち，急性期においては，ほぼ全体の派遣数の実に10％の警察官が検視と身元確認に割かれた計算になります．

　全国からそれだけ大規模な出動体制がとられたことは特筆すべきであると思われます．当然ながら，この派遣数は，医師や歯科医師の動員数をはるかに超える人数であり，各県警に所属する警察官とともに**図5-2**の体制を支えました．このため，私たちが，各検案所（合計で43か所，最大26か所が同時に稼働）を訪問すると，必ずといっていいほど他県から応援に駆け付けた警察官がいました．この広域緊急援助隊との意思疎通もきわめて重要であり，そのためにも，上で述べた県警刑事部のキーパーソンとの密接な関係を構築しておく必要があります．

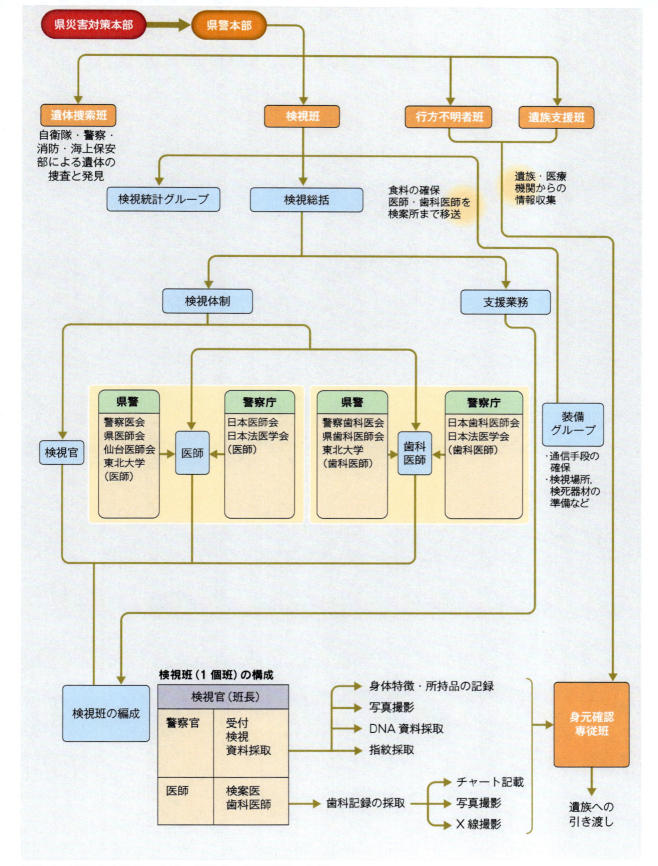

図5-2 東日本大震災における犠牲者の身元確認の体制

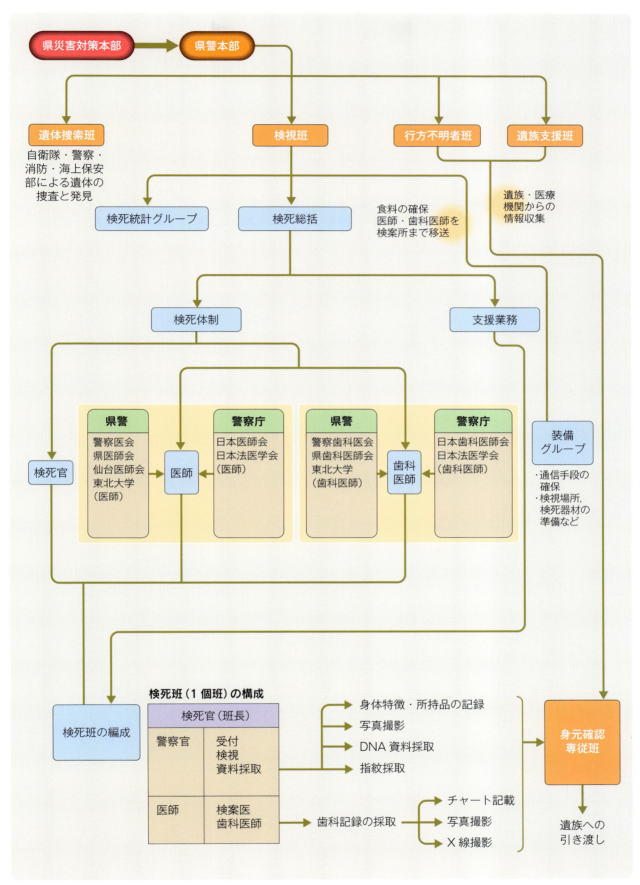

図5-2 東日本大震災における犠牲者の身元確認の体制

現場ノート：警察内での用語と無線用語

警察，海上保安部，自衛隊などの法執行機関は和文通話表と欧文通話表の教育を受けています．身元確認活動で連携をする可能性の高い法執行機関と共通した用語を使用できるかは相互理解を深めるためや，仕事の効率を高めるために必要な知識です．特に和文通話表はカルテ起こし，電話での通話などに役立ちます．

- ◎和文通話表（**表1**）
- ◎欧文通話表（**表2**）
- ◎数字の通話表（**表3**）

通話例

「川村次郎：三本川に市町村の村，つぎの，一郎二郎の郎」

「河村二郎，さんずいの河に市町村の村，よこ二に太郎次郎の郎」

「江澤庸博（えざわつねひろ）：英語のIに桜のサに濁点，わらびのワ，エザワです．さんずいの江戸の江に難しいほうの澤，中庸（ちゅうよう）の庸（よう）に博士の博」

「青木孝文（あおきたかふみ）：青木は青い樹木の木，孝文は親孝行の孝に文章の文」

人着（にんちゃく）：人相着衣
機鑑隊長（きかんたいちょう）：機動鑑識隊長
機鑑隊（きかんたい）：機動鑑識隊
捜査一課：強行犯つまり殺人，強盗，暴行，傷害，誘拐，立てこもり，強姦，放火などの凶悪犯罪で暴力団が関与していない事件などを担当
捜査二課：知能犯つまり贈収賄，選挙違反，通貨偽造，詐欺，横領，背任，脱税，不正取引などの金銭犯罪，経済犯罪などを担当
捜査三課：空き巣，ひったくり，忍び込み，盗難などを担当

階級と役職

階級：警視長，警視正，警視，警部，警部補，巡査部長，巡査長，巡査
職名：警視庁，県警本部，一線警察署では名称が異なる
県警本部：本部長，部長，参事官，課長，次長，課長補佐，係長など

表1　和文通話表

ア	朝日のア　あさひのあ	イ	いろはのイ　いろはのい	ウ	上野のウ　うえののう	エ	英語のエ　えいごのえ	オ	大阪のオ　おおかさのお
カ	為替のカ　かわせのか	キ	切手のキ　きってのき	ク	クラブのク　くらぶのく	ケ	景色のケ　けしきのけ	コ	子供のコ　こどものこ
サ	桜のサ　さくらのさ	シ	新聞のシ　しんぶんのし	ス	すずめのス　すずめのす	セ	世界のセ　せかいのせ	ソ	そろばんのソ　そろばんのそ
タ	煙草のタ　たばこのた	チ	ちどりのチ　ちどりのち	ツ	つるかめのツ　つるかめのつ	テ	手紙のテ　てがみのて	ト	東京のト　とうきょうのと
ナ	名古屋のナ　なごやのな	ニ	日本のニ　にっぽんのに	ヌ	沼津のヌ　ぬまず（づ）のぬ	ネ	ねずみのネ　ねずみのね	ノ	野原のノ　のはらのの
ハ	はがきのハ　はがきのは	ヒ	飛行機のヒ　ひこうきのひ	フ	富士山のフ　ふじさんのふ	ヘ	平和のヘ　へいわのへ	ホ	保険のホ　ほけんのは
マ	マッチのマ　まっちのま	ミ	三笠のミ　みかさのみ	ム	無線のム　むせんのむ	メ	明治のメ　めいじのめ	モ	もみじのモ　もみじのも
ヤ	大和のヤ　やまとのや			ユ	弓矢のユ　ゆみやのゆ			ヨ	吉野のヨ　よしののよ
ラ	ラジオのラ　らじおのら	リ	りんごのリ　りんごのり	ル	留守居のル　るすいのる	レ	れんげのレ　れんげのれ	ロ	ローマのロ　ろーまのろ
ワ	わらびのワ　わらびのわ	ヰ	ゐどのヰ　いどのい			ヱ	かぎのあるヱ　かぎのあるえ	ヲ	尾張のヲ　おわりのを
ン	おしまいのン　おしまいのん					゛	濁点　だくてん	゜	半濁点　はんだくてん
ー	長音　ちょうおん	、	句切点　くぎりてん	｜	段落　だんらく	（	下向括弧　したむきかっこ	）	上向括弧　うえむきかっこ

表2　欧文通話表

A	ALFA アルファ	B	BRAVO ブラヴォー	C	CHARLIE チャーリー	D	DELTA デルタ	E	ECHO エコー	F	FOXTROT フォクストロット	G	GOLF ゴルフ
H	HOTEL ホテル	I	INDIA インディア	J	JULIET ジュリエット	K	KILO キロ	L	LIMA リマ	M	MIKE マイク	N	NOVENBER ノヴェンバー
O	OSCAR オスカー	P	PAPA パパ	Q	QUEBEC ケベック	R	ROMEO ロメオ	S	SIERRA スィエラ	T	TANGO タンゴ	U	UNIFORM ユニフォーム
V	VICTOR ヴィクター	W	WKISKEY ウイスキー	X	X-RAY エクスレイ	Y	YANKEE ヤンキー	Z	ZULU ズールー				

※　読みの太字はアクセントのある音節

表3　数字のフォネティック・コード

	0	1	2	3	4	5	6	7	8	9
和　文	数字の まる	数字の ひと	数字の に	数字の さん	数字の よん	数字の ご	数字の ろく	数字の なな	数字の はち	数字の きゅう
欧　文	Zero ゼロ	One ワン	Two トゥー	Three トゥリー	Four フォワー	Five ファイフ	Six スィックス	Seven セヴン	Eight エイト	Nine ナイン
航空移動業務	ズィーロウ	ワン	トゥー	トゥリー	フォー	ファイフ	スィクス	セヴン	エイト	ナイナー

現場ノート：災害コーディネーターと連絡調整員

「災害コーディネーター」とは「数百名規模以上の組織間の調整に携わる者の総称」だと考えられます．

一方，「連絡調整員」とは「大きな組織間や組織と個人までをその調整範囲とする者」であると考えられます．

いずれにしても一個人がこれを継続して行うことは困難なので，2～数名のグループでこれを行う必要性があると考えられます．

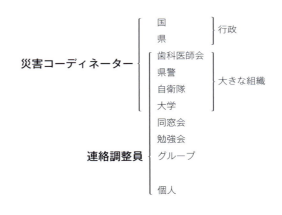

身元確認活動

6 歯科医師はどのように動いたか？

1 全国から駆けつけた歯科医師たち

　全国各県から岩手県，宮城県，福島県への歯科医師の派遣が行われました．この派遣は，警察庁が各県警からの要望をとりまとめたうえで，日本歯科医師会に対して出動の要請を行い，さらに，日本歯科医師会が全国の各県歯科医師会と調整することによって実現されました．宮城県における派遣の流れを図6-1に示します．この調整の要は，日本歯科医師会であり，震災当時に常務理事の柳川忠廣先生（現 静岡県歯科医師会会長）がキーパーソンとなりました．柳川先生は，日本歯科医師会としての意思決定をする際に，常に，被災県の歯科医師会の意向を重視する基本方針を貫かれました．この結果，全国の各都道府県から被災地に派遣された歯科医師が，初めて円滑に活動できるようになりました．このような，いわゆる「日歯派遣」は，2011（平成23）年3月15日から7月末まで継続されました．

　表6-1は，東日本大震災において，岩手県，宮城県，福島県の3県の身元確認のために出動した歯科医師の延べ人数をまとめたものです．日歯派遣のより詳細な内容を，図6-2，図6-3，表6-2に示します．具体的には，岩手県に延べ300人，宮城県に延べ760人，福島県に延べ35人，合計で延べ1,095人の歯科医師が派遣されました．出動人数（実数）は，300人であり，1人当たり平均で3.65日間被災地に滞在し，歯科記録の採取にあたった計算になります（図6-2）．この派遣は，被災県にとってたいへんありがたいことでした．ここにあらためて心より厚く御礼申し上げます．

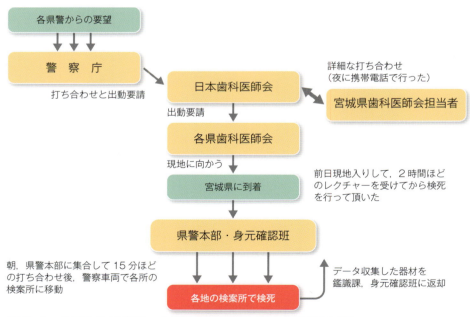

図6-1　全国から被災県への歯科医師派遣の流れ（宮城県の例）

表6-1　3県への歯科医師の派遣状況のまとめ

	岩手県	宮城県	福島県
日歯派遣分	延べ300	延べ760	延べ35
自県活動分	延べ375	延べ734	延べ395 (うち自衛隊164)

日本歯科医師会の調整によって全国から派遣された歯科医師の数を「日歯派遣分」と記載している．この日歯派遣は2011年（平成23年）7月末をもって終了した．一方，「自県活動分」については，同年7月15日分までの集計結果を示す．福島県では，同年3月24日より福島県歯科医師会会員と自衛隊所属の歯科医師が活動した．

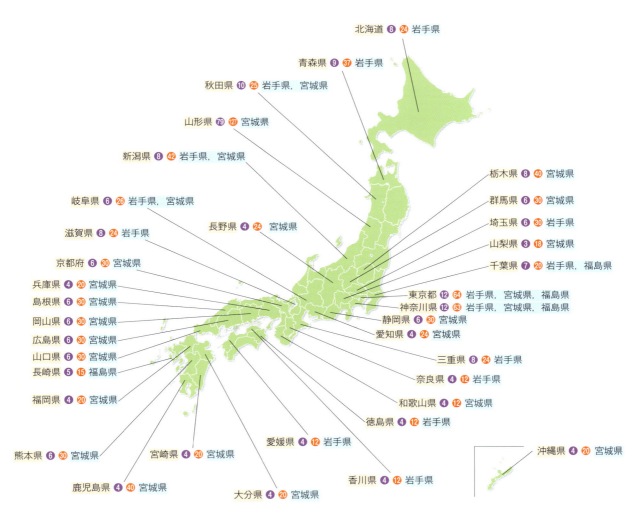

図6-2　全国から3県への歯科医師の派遣（日歯派遣）の状況
2011年（平成23年）7月末で派遣が終了した．

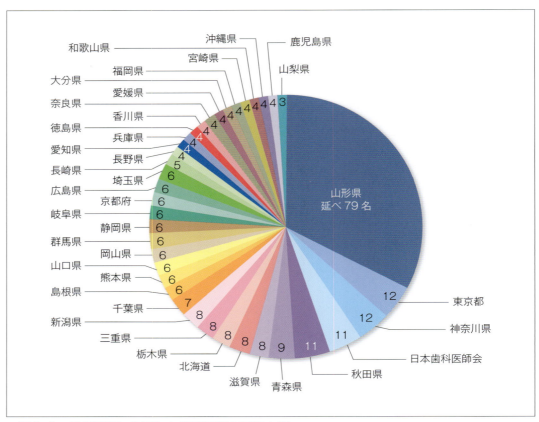

図6-3 日歯派遣に参画した歯科医師の所属内訳

2 宮城県における歯科医師たちの活動

次に宮城県における歯科医師の活動状況について概説します。**図6-4**は2011（平成23）年の3月から9月にかけての歯科医師の出動状況を示しています。その概要をまとめておきます。

- 3月12日が歯科医師による遺体記録採取（以下「検死」と略記する）の初日でした。具体的には、利府町の検案所「グランディ・21」において、身元確認班から江澤、柏崎とともに駒形先生が加わり、検死を開始しました。同日昼頃には、名取市保健センターから岩沼支部の守先生に連絡があり、午後から名取市増田体育館にて検死を開始しました。実は、このほかにも岩沼市から遠藤先生をはじめ岩沼支部会員が直接委嘱されていたことが後から分かりました。これが宮城県歯科医師会として検死を開始した初日でした。
- その後の歯科医師の動員数は、3月13日に13人、3月14日に23人（日本法医学会からの派遣歯科医師2人を含む）となり、さらに、3月15日からは、佐々木啓一東北大学歯学研究科長の協力により東北大学より一気に35人もの多数の歯科医師の参加があり、総勢54人体制での検死となりました。
- 発災初期の大学の果たす役割は非常に大きいことがわかります。歯学部長である佐々木啓一先生のように迅速な判断を下せる指揮者が存在することが必要条件ですが、大学は一度に多数の歯科医師を動員することが可能で、このような大学との連携は、他の地域でも極めて重要であると思われます。なお東北大学のこの体制は3月25日まで続きました。
- 結果的に、歯科医師の一日の最大動員数は3月17日の66人がピークとなりました。そ

表6-2 出発日別にまとめた日歯派遣の具体的な状況
2011年（平成23年）7月末で派遣が終了した．

出発日	所属	人数	行先県	実施日	出発日	所属	人数	行先県	実施日
3/14	神奈川県	2名	宮城県	3/15～17	4/25	日本歯科医師会	2名	岩手県	4/26～28
3/15	新潟県	2名	岩手県	3/15～20	4/28	岐阜県	2名	岩手県	4/29～5/1
3/14	神奈川県	3名	岩手県	3/15～20	4/28	兵庫県	4名	宮城県	4/29～5/3
3/14	東京都	2名	岩手県	3/15～20	5/1	三重県	4名	岩手県	5/2～4
3/16	東京都	2名 15名	福島県	3/17～18	5/3	栃木県	6名	宮城県	5/4～8
3/16	神奈川県	1名	福島県	3/17～20	5/4	三重県	4名	岩手県	5/5～7
3/16	千葉県	3名	福島県	3/17～20	5/7	香川県	4名	岩手県	5/8～10
3/18	長崎県	5名	福島県	3/19～21	5/8	静岡県	6名	宮城県	5/9～13
3/19～23	山形県	延べ41名	宮城県	3/19～23	5/10	徳島県	4名	岩手県	5/11～13
3/21	青森県	3名	岩手県	3/22～26	5/13	北海道	4名	岩手県	5/14～16
3/21	秋田県	3名 12名	岩手県	3/22～23	5/13	群馬県	6名	宮城県	5/14～18
3/23	秋田県	3名	岩手県	3/24～25	5/16	北海道	4名	岩手県	5/17～19
3/25	秋田県	3名	岩手県	3/26	5/18	岡山県	6名	宮城県	5/19～23
3/22	東京都	4名	宮城県	3/23～28	5/19	滋賀県	4名	岩手県	5/20～22
3/22	山梨県	3名	宮城県	3/23～28	5/22	滋賀県	4名	岩手県	5/23～25
3/22	長野県	4名 20名	宮城県	3/23～28	5/23	山口県	6名	宮城県	5/24～28
3/22	愛知県	4名	宮城県	3/23～28	5/25	奈良県	4名	岩手県	5/26～28
3/22	日本歯科医師会	5名	宮城県	3/23～28	5/28	愛媛県	4名	岩手県	5/29～31
3/26	東京都	4名	岩手県	3/27～4/1	5/28	熊本県	6名	宮城県	5/29～6/2
3/29～4/3	山形県	延べ56名	宮城県	3/29～4/3	6/2	島根県	6名	宮城県	6/3～7
4/1	神奈川県	4名	岩手県	4/2～6	6/7	大分県	4名	宮城県	6/8～12
4/3	新潟県	6名	宮城県	4/4～8	6/12	福岡県	4名	宮城県	6/13～17
4/6	埼玉県	4名	岩手県	4/7～11	6/17	宮崎県	4名	宮城県	6/18～22
4/8	広島県	6名	宮城県	4/9～13	6/22	和歌山県	4名	宮城県	6/23～25
4/11	千葉県	4名	岩手県	4/12～13	6/25	沖縄県	4名	宮城県	6/26～30
4/13	青森県	2名 4名	岩手県	4/14～16	6/30	鹿児島県	4名	宮城県	7/1～5
4/16	青森県	2名	岩手県	4/17～19	7/5	秋田県	2名	宮城県	7/6～10
4/14～18	山形県	延べ30名	宮城県	4/14～18	7/10	栃木県	2名	宮城県	7/11～15
4/18	京都府	6名	宮城県	4/19～23	7/15	神奈川県	2名	宮城県	7/16～20
4/19	日本歯科医師会	2名	岩手県	4/20～22	7/20	埼玉県	2名	宮城県	7/21～25
4/22	日本歯科医師会	2名	岩手県	4/23～25	7/25	青森県	2名	宮城県	7/26～30
4/23	岐阜県	4名	宮城県	4/24～28					

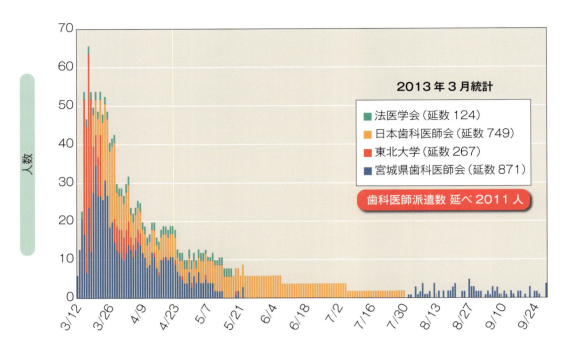

図6-4　宮城県における歯科医師の出動状況

の後，3月26日からは40人体制となり，3月29日〜4月3日の期間は30人体制となりました．この数は徐々に減少し，4月9日からは20人体制となりました．

- 日本歯科医師会からの派遣もたいへんありがたく，私たちにとって大きな力になりました．まず，山形県歯科医師会より第一陣（3月19〜22日の期間に8〜10人），日本歯科医師会・日本歯科医学会合同チーム（3月23〜28日の期間に20人：東京都歯，愛知県歯，長野県歯，山梨県歯，日本歯科大，日本口腔インプラント学会），山形県歯科医師会第二陣（3月29日〜4月3日の期間に9〜10人），新潟県歯科医師会（4月4日〜8日の期間に6人），広島県歯科医師会（4月9日〜13日の期間に6人），山形県歯科医師会第三陣（4月14日〜18日に6人），そして京都府歯科医師会（4月19日〜23日の期間に6人）に検死の応援をしていただきました．その後も派遣は続き，その詳細については表6-2を参照してください．日本歯科医師会を通した各県の歯科医師の派遣は平成23年7月末で終了し，現在までの検死は，各警察署内において宮歯警察歯科協力医のみによって行われています．

現場ノート：災害時の通信手段は何がよいのか？

災害時などに優先的に接続される災害時優先携帯電話というシステムも存在しますが，過去にこのシステムもダウンしたことがあります．災害時の優先電話，優先携帯電話とも発信に対して「優先」されるのであり，着信は優先されません．したがって，話し中の電話相手には普通の電話と同じく通じません．

少し前までは災害時の携帯電話による通話は通話制限が行われるために，パケット通信［小分けしたパケット（小包）で通信する］によるメールがつながりやすいというのが常識でした．しかし，近年ではメールに画像を添付するようなものまであるのでこの常識が通用しなくなってきています．

現時点で最も通じやすい順にランクをつけると，①画像や動画の添付のないメール，②音声による会話，③画像や動画を含むメール，となります．

音声による会話は同時進行で，通信上重要なことが多いので，今後の災害時では，データ容量が大きな画像や動画の配信に規制をかけ，音声による会話を優先させるような枠組みが導入されようとしています．

現場ノート：災害時の電話のかけ方とは？

災害後の連絡調整では，携帯電話での会話が非常に多くなります．携帯電話特有の位相のズレがありますので話したら一拍間をおいてプレストークスイッチの無線通話のように話すと，相手の返事にかぶることなく通話ができます．

「こんばんは江澤です．柏﨑先生の携帯ですか？（どうぞ）」
「はい，柏﨑です．（どうぞ）」

「どうぞ」の部分は言葉にせず一拍おくということです．

そのほかには以下のような注意点があります．

＊だらだら話をしない．
＊文章を区切って話す．
＊要点を明確に伝える．
＊8〜22時までが基本的通話時間！
＊常に電話に出られる状況にしておく．
＊呼び出し音は会話のような奇抜なものは災害時の状況にそぐわないので，一般的なメロディなどにしておく．

現場ノート：組織のあるべき姿とは

上下間，横の意思疎通がよいこと

普段から個人的な付き合いや仲の良さがないといざと言うときには物事は巧く行きません！今回われわれの身元確認班は日本臨床歯周病学会（JACP）東北支部役員と日大同窓会役員，私的勉強会仲間，仙台歯科医師会役員で構成されていました．また，石巻で一番多くの検死を行ってもらった三宅先生もJACP東北の理事で同じ勉強会仲間でした．このためいつでも携帯電話とメールで連絡が取り合える環境でした．

組織内の構成人員はそれぞれの関わりが深く密度が濃いほど連携が良く，動きの良い組織となります．

災害時は会議に集合している時間がなく大変忙しい時期があるのでメールで報告し，事務局を含め情報を共有することが必要です．今後の災害はより複雑で大規模化する可能性があるので各組織幹部もパソコンのメールや添付ファイルをみずから開いて操作し，返信できる能力を持っている必要があります．

指令や伝達事項は中間を飛び越して行わない！

組織内のルールとして，これは至極当たり前のことなのですが，今回このルールが守りきれず混乱したことが多々ありました．もし，中間を飛び越えて緊急に上から下に指令，伝達をする必要があるなら，中間職に事前または同時に一言断れば良いと思われます．要は組織の中間層が情報を把握できないことが問題なのです．

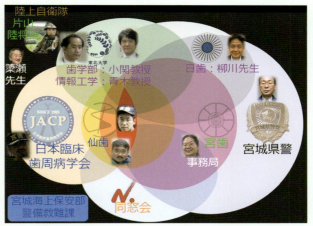

各組織間の連携

現場ノート：身元確認活動の服装と装備

歯科医師は，法執行機関のような「制服」を着用していないため，中華航空機墜落の際，歯科医師が見物人と間違えられて，検死会場にスムーズに入れなかったことがありました．

今回の震災では，各県歯科医師会は，半数以上がお揃いのジャンパーなどを着用していました．所属や名前を記したネームタッグは宮歯事務局がこれを作成して各人に配布しました．

震災前に宮歯身元確認班は帽子，ネームタッグ，腕章，ベストを用意していましたが，その中でも特に役立ったのは帽子（**写真**）とネームタッグでした．ネームタッグの中には名刺を入れて名刺入れを兼ねていました．腕章は装着が面倒でほとんど使用しませんでした．

基本的服装はポケットの多い作業ズボンと作業服が適切です．通常の作業着なら所属歯科医師会のネームの入ったベスト（蛍光塗料の入った専用のものは高価），または釣り用のベストなどもポケットが多く，おすすめです．

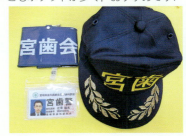

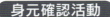

身元確認活動

7 時系列で読む身元確認チームの闘い～発災直後から現在まで

1 発災直後～指揮命令系統の混乱

　2011年（平成23年）3月11日震災直後に，宮城県警の機動鑑識隊長の伊東から身元確認班班長の江澤（いずれも当時）に，「明日からグランディで検死を行うので検死要員を3人確保してほしい」という連絡がありました．その後は携帯電話がつながりにくくなり，歯科医師会との連絡も途絶えました．そのため，江澤の近くで開業している身元確認班副長の駒形先生とともに，3kmほど離れた歯科医師会館に行こうと車で向かいましたが，渋滞のため，行き着くことができませんでした．また，もう一人の副長である柏﨑には電話が通じなくなったため，夜に車で直接行ってこの日程を伝えました．このように，震災直後は，関係者と連絡が取りにくい状況でした．平素から，各担当者が自律的に行動できるようにしておくことが必要であると痛感しました．

教　訓

　発災直後は，組織的な指揮命令系統が混乱するため，各班単位で自律的行動ができるような事前打ち合わせが必要です．このためには装備を1か所に集中管理するのではなく最低限の装備を各自で保管しておく必要があります（図7-1）．

2 組織的活動の開始～全体把握と調整の重要性

　震災発生翌日の3月12日から宮城県警の依頼を受けて3人体制で検死を開始しました．場所は，仙台市郊外にある利府町の小高い丘の上にある宮城県総合運動公園「グランディ・21」の一角にある大きな体育館です．

　朝9時30分には集合していましたが，県警担当者との打ち合わせを行うと，さっそく問題が生じました．県警の用意した歯科記録チャートは，検案医用のA4判の用紙の角にある，ごく小さな（幼児の握りこぶし程の大きさの）咬合面チャートでした．これでは，まったく情報量が足りないのは一目瞭然でした．そこで我々が持参した「身元確認マニュアル」のなかに収録されていた「立体型チャート」をコピーして使用することにしました（図7-2）．しかし，停電のために現場でコピーできなかったため，県警担当者は発電機のある塩釜署に戻って資料を揃えることになりました．このようなさまざまな準備のために，1体目の検死を開始したのは午前11時44分でした．

　後にわかったことですが，上記3人のほかに活動しているチームが存在しました．具体的には，3月12日昼頃に名取市保健センターから岩沼支部の先生に連絡があり，午後から名取市増田体育館にて3人体制で検死を開始していました．さらにこのほかにも，岩沼市から直接委嘱された歯科医師もいました．この名取市・岩沼市は，仙台市の南に位置し，仙台空港が所在する地域です．これが宮城県歯科医師会（宮歯）として歯科所見の記録（検死）を開始した初日の状況です．

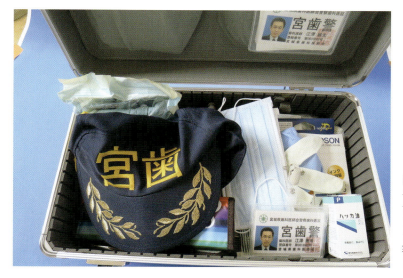

図7-1 個人で用意していた装備
キャリーケース（アルミ），帽子，身分証，デンタルミラー，ピンセット，探針，歯ブラシ，20 mLシリンジ（注水用），マスク，外科用帽子，ガウン，ハッカ油，手袋，メガネ，デジタルカメラ，小型プリンタ

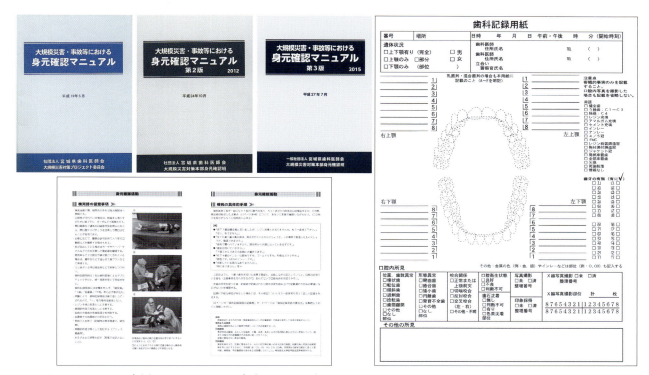

図7-2 マニュアル表紙，マニュアルの中身とチャート

教訓

　震災前までに宮歯は県警，東北大学，宮城海上保安部と4回にわたり検死の訓練と実習をしてきました．その際に，宮歯で作成したマニュアルを用いていましたが，実際には前述のような状況でした．したがって，事前訓練のときに，検案所立ち上げや準備物を含めて，書面上で誰がどのように行うのかを明記しておいたほうがよいと考えられます．

　本来，検死依頼は県警から歯科医師会を通して行われるのが正常なルートです．しかし，事が起こったときにこのルートが機能しないことを想定して，県警担当者と歯科医師会身元確認担当者が携帯電話やメールでやり取りできる関係であることが理想です．このような仕組みは，大型連休などの休日でも機能する状態としておかなければなりません．

表7-1 宮城県における身元確認参加歯科医師の延べ人数（3月）

宮城県歯科医師会	391名	（46.9%）
東北大学歯学部	224名	（26.9%）
日本歯科医師会	183名	（21.9%）
法医学会	36名	（ 4.3%）
3月　歯科医師合計	834名	（42%） 全体合計：約2,000名 （2016年8月現在）

3月中で全体の42%に当たる834名の歯科医師が導入されました．

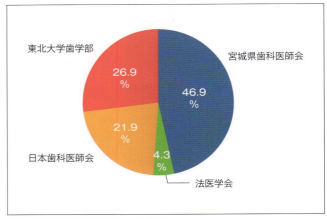

図7-3 宮城県における身元確認参加歯科医師（3月，延べ834名）の内訳

3 大量検死への対応

　今回の検死に関わった歯科医師数は，3月12日に6人，13日に13人，14日に23人となりました（以後，日本法医学会からの派遣歯科医師2人を含む）．14日夕方には，東北大学の歯学研究科から「今回の検死は事前の訓練通り宮歯の指揮命令系統のもとに行動する」との申し出があり，県警本部鑑識課内において，大学側の担当教授である小関健由教授と人員の打ち合わせを行いました．翌15日からは佐々木啓一歯学研究科長の協力により，東北大学から35人の歯科医師の参加があり，総勢54人体制の検死となりました．
　宮歯の会員が動けなかった初期の1週間に，東北大学からこのような応援があったことで急性期を乗り切ることができました．この体制は3月25日まで続き，1日の歯科医師動員数は3月17日の66人がピークとなりました．この間，3月19日からは日本歯科医師会を通して各県歯科医師会からの派遣もして頂きました（図6-4）．
　その結果，2011年（平成23年）3月12日～2014年（平成26年）4月末の3年間に，宮城県に動員された歯科医師の延べ人数は，およそ2,000人となりました．特に，発災直後の3月中に，延べ834人もの歯科医師が動員され，これは全体の約4割に達しました．**表7-1**および**図7-3**は，その具体的な内訳を示しています．このことからも，初動体制の重要性が分かります．

4 日本歯科医師会からの派遣開始

　日本歯科医師会からの派遣は3月19日から開始され，7月31日に終了しました．岩手県に延べ300人，宮城県に延べ760人，福島県に延べ35人が出動し，全体で延べ1,095人となりました（表6-1）．この日歯派遣の詳細については，すでに，前章で述べました．この時期，身元確認班は，検死現場への出動，日歯派遣歯科医師への事前レクチャー，県警での打ち合わせ，情報の分析と照合，歯科医師会への報告と打ち合わせ，派遣最終日における日歯派遣歯科医師との懇親会（必ずではない），そして休日は情報収集のための各検案所回りなどをルーチンで行っていました．この時期に日歯の柳川忠廣常務（当時）と直接お話しすることで派遣歯科医師数などについて調整できたことは，たいへん重要なことでした．

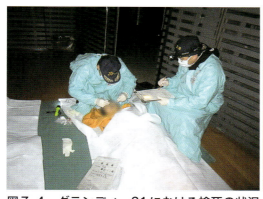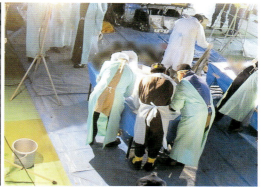

図7-4　グランディ・21における検死の状況
左：床に寝かせた状態で行った1体目の検死（3月12日）
右：遺体を台の上に載せての検死（3月13日）

5 検案所設置時の初期対応でその後が決まる

　3月12日に，身元確認班が最初に「グランディ・21」で検死した遺体は床に寝せた状態でした（**図7-4左**）．中腰で行う無理な姿勢では多数遺体に対応ができないだろうと思われたので，県警担当者に「台の上に載せて検死したい」と申し出ると，「そのような物はありません」との回答でした．そこで「我々の着替えをしたテーブル2つをつなげたらどうでしょうか」と申し出たところ，このアイデアが採用されて，以後の検死は台の上で行うことになりました（**図7-4右**）．

　仙南地区のある検案所では，膝の高さ程度の検案台であったため，県警鑑識課，検案医，歯科医師らは無理な姿勢で作業をしていました．県警担当者に台の高さを変えるよう交渉しましたが，その後も台の高さが上がることはありませんでした．初期対応がうまくいかないと，以後の変更が困難であることの典型的な例でした．

6 教育システムの構築

　発災直後の時期，宮歯会員および東北大学歯学部の先生方は，毎朝，県警本部1階ロビーに集合しました．そこで，A4判3枚にまとめた「簡易マニュアル」（62,63頁参照）を配布して，5分ほどのレクチャーを行い，チャート記載の方法や注意事項などの伝達を行いました．その後，県警の用意した車両で各検案所に向かってもらいました（**図7-5**）．

　一方，3月19日～7月31日の期間，日本歯科医師会から派遣された各県の歯科医師については，仙台に到着した当日の夜（つまり，検案所に初めて出動する日の前夜）に，2～3時間のレクチャーを実施しました．このレクチャーは，日を追うごとに継続的に改善されていき，5月からはエックス線撮影装置の導入に伴うエックス線撮影実習も行いました．レクチャーの内容は，主として，①東日本大震災の状況，②検案所の状況，③立体型チャートの記録方法，④口腔内写真の撮影方法，⑤エックス線撮影方法，⑥照合の方法，⑦連絡の方法（電話のかけ方）などでした．

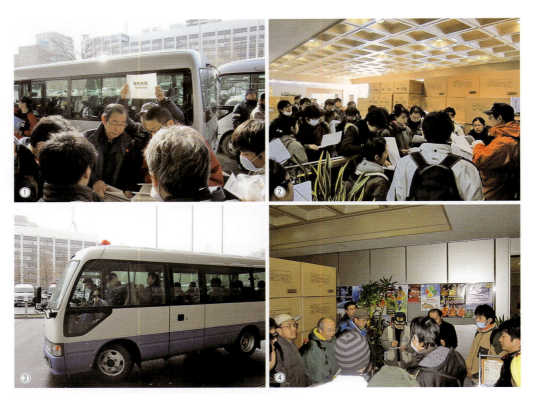

図7-5　朝に宮城県警本部に集合した歯科医師たち
①県警担当者（伊東哲男機動鑑識隊長：当時）との打ち合わせ，②④身元確認班からの簡易マニュアルによる説明，③マイクロバス等による各検案所への移動．

7 各種会議等での状況報告

　発災直後はそれぞれの役割のなかで「行うべき仕事」が多くて会議のために集まるのが困難な状況になります．3月下旬に宮歯大規模災害対策本部の全体会議が招集されたとき，身元確認班も正直そのような会議に出るよりは「体を休めたい」と思うこともありました．各班長は食べるものもままならず，ろくに寝ていない状況でしたので，初めての会議で集まったとき「この時期の会議は二次災害だ」とつぶやいた班長がいました．

　会議の目的の80％は「情報の共有」であると考えられますので，皆が忙しく大変な時期はメールなどを利用して報告書をあげるなどの工夫が必要です．報告書は，①タイトル，②報告日時，③報告者名，④箇条書きの報告内容，⑤私見，⑥添付資料，などの様式をあらかじめ決めておくとよいと考えられます．どうしても報告すべき会議や報告書のために，日々の記録はWordなどで記録をまとめておく必要があります．このまとめや報告書は常に事務局担当者と共有しておく必要があります．

8 レセプトデータの活用

　身元確認作業は遺体情報と生前情報を突き合わせることで行いますが，東日本大震災のように津波によってカルテが失われて生前情報が収集できない場合や，生前情報は存在するものの，詳細な資料提出に協力が得られない場合に，レセプト（診療報酬明細書）のデータも重要な情報源になります．また，行方不明者が，どの医療機関に通院していたのかが不明な場合にも，レセプトの情報が有力な手がかりになる場合があります．

　意外に思われるかもしれませんが，東日本大震災の際には，厚生労働省が比較的早い段

階で身元確認のためのレセプト活用に関する事務連絡を発出しています．例えば，**図7-6**は2011年(平成23年)4月11日付の事務連絡です．表題は「東日本大震災による死亡者の身元の確認のための診療報酬明細書(歯科)の第三者提供について」となっています．

このようにレセプトの利用は，比較的早期から可能だったわけですが，レセプトよりもカルテなどの診療情報のほうが，情報量がはるかに多いことも事実です．このため，宮城県警では，まず，歯科医院からの診療情報(カルテ等)の収集に力を入れました．しかし，発災から長期間が経過しても，なかなか生前情報が入手できないケースもありましたので，そのような場合には，レセプトを端緒にして，身元の特定を試みました．なお，宮城県では，レセプトを本格的に活用したのは，かなり後になってからだったと思います．2012年(平成24年)5月に入ってから，まとまった数のレセプトを活用したという記録も残っています．

事　務　連　絡
平成２３年４月１１日

都道府県国民健康保険主管課（部）
都道府県後期高齢者医療主管課（部）
都道府県後期高齢者医療広域連合事務局
御中

厚生労働省保険局国民健康保険課
厚生労働省保険局高齢者医療課

東日本大震災による死亡者の身元の確認のための
診療報酬明細書（歯科）の第三者提供について

東日本大震災による死亡者の身元の確認のため、警察当局又は地方公共団体から保険者に対して診療報酬明細書（歯科）の提供を求められることがありますが、下記の点に留意の上、提供して差し支えないので、貴管内保険者等への周知等、特段のご配慮をお願いします。

記

１．提供対象者の同意について

個人情報保護法（平成１５年法律第５７号）第２３条第１項では、「生存する個人に関する情報」の取扱いとして、

・「法令に基づく場合」（第１号）
・「人の生命、身体又は財産の保護のために必要がある場合であって、本人の同意を得ることが困難であるとき」（第２号）
・「国の機関若しくは地方公共団体又はその委託を受けた者が法令の定める事務を遂行することに対して協力する必要がある場合であって、本人の同意を得ることにより当該事務の遂行に支障を及ぼすおそれがあるとき」（第４号）

等は、本人の同意を得ないで個人情報を第三者に提供することを可能としているところである。

したがって、警察当局又は地方公共団体からの死亡者の身元確認のための照会が現に生存している者の診療報酬明細書（歯科）に関するものであるか否か判断ができない場合であっても、上記の個人情報保護法の適用除外事由に該当する場合には、提供することが適当と考えられること。

なお、照会については、適切に照会先機関の確認を行うことにより、電子メール等による対応を行うことも可能であること。

２．照会への対応状況の記録

診療報酬明細書（歯科）の提供先機関、提供年月日、提供情報の概要等について、記録すること。

＜参照条文＞
○個人情報の保護に関する法律（平成十五年法律第五十七号）（抄）
（第三者提供の制限）
第二十三条　個人情報取扱事業者は、次に掲げる場合を除くほか、あらかじめ本人の同意を得ないで、個人データを第三者に提供してはならない。
一　法令に基づく場合
二　人の生命、身体又は財産の保護のために必要がある場合であって、本人の同意を得ることが困難であるとき。
三　公衆衛生の向上又は児童の健全な育成の推進のために特に必要がある場合であって、本人の同意を得ることが困難であるとき。
四　国の機関若しくは地方公共団体又はその委託を受けた者が法令の定める事務を遂行することに対して協力する必要がある場合であって、本人の同意を得ることにより当該事務の遂行に支障を及ぼすおそれがあるとき。
２～５　（略）

図7-6　東日本大震災による死亡者の身元の確認のための診療報酬明細書(歯科)の第三者提供について
厚生労働省 事務連絡 平成23年(2011年)4月11日

9 遺体の侵襲行為〜刑法第35条の正当業務行為とは？

　震災直後2日間ほどは雪まじりの寒い気候だったため，初期段階では死後硬直のため口の開かない遺体が多く認められました（硬直は気温が低いと遅く発現します）．このような遺体にはスパチュラや金属の開口器を使用して開口させてチャートを作成しました．なかには歯が折れるのではなく，金属の開口器が折れるといったケースもありました．

　石巻で焼死体が収容されたとき，検案医より，DNA採取のため歯を抜いてほしいとの要望がありましたが，遺体損壊にあたる可能性もあり，現場の判断では行うことができませんでした．しかし2011（平成23）年4月15日付の警察庁からの事務連絡により，今回の震災遺体でDNA型鑑定に必要な資料を採取する場合に限り，刑法第35条（正当行為）の「法令又は正当な業務による行為は，罰しない」をあてはめて，必要最小限度の行為として行われる切開などを行ってよいという解釈になりました．その後，法整備が行われ，平成25年4月1日から**「警察等が取り扱う死体の死因又は身元の調査等に関する法律」**（図7-7）が施行され，

- 第8条「警察署長は，取扱死体について，その身元を明らかにするため必要があると認めるときは，その必要な限度において，血液，歯牙，骨等の当該取扱死体の組織の一部を採取し，又は当該取扱死体から人の体内に植え込む方法で用いられる医療機器を摘出するために当該死体を切開することができる．」
- 2「前項の規定による身元を明らかにするための措置は，医師又は歯科医師に行わせるものとする．（略）」

と明文化されています．

（死体発見時の調査等）
第4条
3　警察署長は，前項の規定による調査を実施するに当たっては，医師又は歯科医師に対し，立会い，死体の歯牙の調査その他必要な協力を求めることができる．
（身元を明らかにするための措置）
第8条　警察署長は，取扱死体について，その身元を明らかにするため必要があると認めるときは，その必要な限度において，血液，歯牙，骨等の当該取扱死体の組織の一部を採取し，又は当該取扱死体から人の体内に植え込む方法で用いられる医療機器を摘出するために当該死体を切開することができる．
2　前項の規定による身元を明らかにするための措置は，医師又は歯科医師に行わせるものとする．ただし，血液の採取，爪の切除その他組織の採取の程度が軽微な措置であって政令で定めるものについては，警察官に行わせることができる．
（人材の育成等）
第13条　政府は，警察等が取り扱う死体の死因又は身元を明らかにするための措置が正確かつ適切に遂行されるよう，当該措置に係る業務に従事する警察官，海上保安官，海上保安官補，医師，歯科医師等の人材の育成及び資質の向上，大学における法医学に係る教育及び研究の充実，死体の検案及び解剖並びに死体の科学調査（死因又は身元を明らかにするため死体に対して行う薬物及び毒物に係る検査，死亡時画像診断，遺伝子構造の検査，歯牙の調査その他の科学的な調査をいう．）の実施体制の充実その他必要な体制の整備を図るものとする．
（施行期日）
第1条　この法律は，平成25年4月1日から施行する．

図7-7　警察等が取り扱う死体の死因又は身元の調査等に関する法律（抜粋）

10 身元確認の高度化

　宮城県では，震災当初は，手書きのデンタルチャートを中心とした遺体情報収集を行っていましたが，4月に入り，口腔内のエックス線画像撮影を含めた，より高度な身元確認手法の導入が必要な状況になっていました．ちょうどそのタイミングで，4月中旬に，小菅が現地の詳細な様子を聞くために江澤と電話で連絡をとりました．この相談の結果，東北大学情報科学研究科の青木研究室の力を借りて，身元確認の高度化に取り組むことになりました．具体的には，すべての遺体を対象とするエックス線撮影（口内法）の導入，歯科情報検索システムを活用した身元確認作業の迅速化などについて，**図7-8**の体制で協力することになりました．

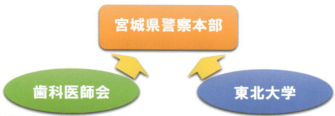

図7-8　宮城県における身元確認協力体制
2011年（平成23年）4月以降の体制を示す．代表者のみを記載しているが，実際には現場での作業に従事した協力者が多数存在する．紙面の都合上，省略させて頂いた．

11 ポータブルエックス線撮影装置導入のための準備を開始

　4月下旬に，高度損傷遺体の身元確認のために，ポータブルエックス線装置による撮影を導入することを決定しました．歯科放射線が専門の小菅（神奈川歯科大学 放射線学分野 非常勤講師）が装置選定を担当しました．最少人数（2名）で操作が可能で，かつ，PCによる制御が不要（PCの知識がなくとも操作可能），比較的年齢の高い歯科医師にも操作が容易などの観点から，当時のIODR社のADX 4000を選定しました．詳しくは，11章を参照してください．

　ADX 4000の運用上の課題を明らかにするために，小菅は，江澤，青木，柏﨑，伊東らとともに，県内の主要検案所を回り，現場における機材のテストや撮影手順の検討を行いました．現場テストのスケジュールは次の通りです．

エックス線機材のテストを行った検案所
2011年4月29日（金） 女川町民多目的運動場（女川運動公園内），旧石巻青果花き地方卸売市場
2011年5月1日（日） 東松島市小野地区体育館，石巻市河北飯野体育研修センター，セキスイハイムスーパーアリーナ（グランディ21内）
2011年5月4日（水） 石巻市河北飯野体育研修センター

　このうち，女川町民多目的運動場（**図7-9**），旧石巻青果花き地方卸売市場，東松島市小野地区体育館，石巻市河北飯野体育研修センターの4か所では，実際に遺体のエックス

線撮影のテストを行うとともに，①放射線防護の方法，②汚染防護の方法，③エックス線撮影装置の操作方法，④センサの取り扱い，⑤検死のなかにおけるエックス線撮影手順，⑥機器操作者・センサ保持者の役割分担などを検討し，それぞれ詳細なレポートにまとめました．このレポートは，その後の機材導入の基礎となりました．

また，石巻市河北飯野体育研修センターでは，①ディスポーザブルガウンおよびグローブの着用から始めて，②放射線防護のためのエプロンおよびグローブの着用，③遺体のエックス線撮影，④記録用紙の記載，⑤機材の清掃と回収，⑥記録の提出などの一連の作業の流れについて，現場でビデオ撮影を行い，ナレーションも加えたうえで，教育コンテンツとしました．このビデオは後のレクチャーの際に用いられ，大変に役に立ちました．

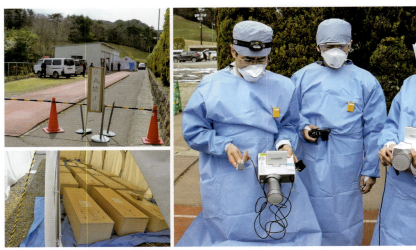

図7-9　女川町民多目的運動場におけるポータブルエックス線撮影装置のテストの様子

12│資料の受け渡しの整理を行い「三種の神器パッケージ」へ

歯科的個人識別のための「三種の神器」といえば，①歯科所見（デンタルチャート），②口腔内写真，③エックス線写真であるといわれています．しかし，宮城県においては，発災当初，膨大な遺体の数に対応するための体制整備が追い付かず，これら三種の神器のすべてを活用することができませんでした．このため，江澤らは，発災初期（3月～4月），①手書きのデンタルチャートを中心とした遺体情報収集を行うことにしていました．これに対して，4月末から青木・小菅が身元確認チームに加わり，残りの②口腔内写真と③歯科エックス線画像を導入して，個人識別の高度化を実現しました．結果として，5月以降に回収されたすべての遺体に対して，三種の神器（①～③）の資料採取を組織的に実施するための体制づくりを行いました．

今後の参考のために，この経緯をまとめておきます．

- 5月連休明けから，2台のポータブルエックス線装置の運用が開始されました．毎日，宮城県警本部からの多数の検案所に向けて歯科医師の先生方を派遣する際に，チームごとにエックス線撮影装置を携行して頂き検案所を回り撮影を行い，チームが帰還する際に装置ごとにデータを回収しました．これによって，その日のうちに，デジタル画像データを県警本部に設置した専用の身元確認サーバーに集約することが可能になりました．
- ところが，5月中旬になると現場でのデータのやり取りは混乱しました．検案所で書かれたデンタルチャートは現場で警察官に提出され，翌日にそのコピーが届くことに

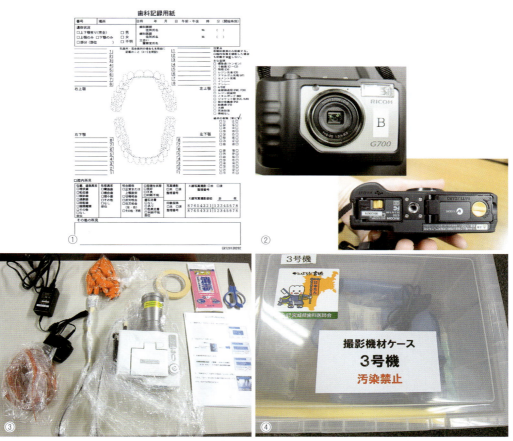

図7-10 三種の神器のパッケージ化：①歯科所見（デンタルチャート），②口腔内写真用カメラ，③ポータブルエックス線撮影装置

なっていました．一方，その他の画像データは，その日のうちに私たちの手元に届き，当日の夜に整理を行う必要がありました．このように情報の届くタイミングに時間差が生じることで，それらの対応づけやチェックが煩雑になりました．そこで，混乱や間違いをなくすために，警察官と歯科医師の仕事を分け，単純化するなどの徹底した業務改革を行いました．

・この結果生まれた着想が，三種の神器に関連するすべての機材，資料，提出物を一体として，「パッケージ化」して運用することでした（**図7-10**）．このパッケージ化は，警察とのやりとりの最終形態であり，当たり前のように思えますが，現場での試行錯誤によって考え出されたことです．この結果，データのやりとりの混乱やトラブルは激減しました．最終的には，「検死標準機材パッケージ」を運用するためのマニュアル類や各種の記録用紙，実習のための機材などさまざまな整備を行いました．後ほど，8章で詳しく述べたいと思います．

13 Dental Finderの開発と運用

2011年（平成23年）4月に入ると，膨大な数の死後歯科情報と生前歯科情報が集まりました．この情報をもとに，該当する生前─死後のペアを人手で見つけることは，非常に骨の折れる作業でした．そこで，この生前─死後データの照合をコンピュータで実行させるという発想が生まれ，柏﨑，江澤，宮澤富雄先生（埼玉県開業）の間で検討されました．宮澤先生は，歯科医師でありながら，情報技術にたいへん造詣が深く，ご自身で歯科情報をスクリーニングするためのExcelのマクロを試作しておられました．ただ，宮城県警が準備できるPCの性能があまり高くなく，また，Excelを使用していたため，大量のデータを処理するには，必ずしも適していませんでした．

5月に入り，情報工学の専門家である青木がチームに加わり，大型の身元確認サーバーを導入するとともに，歯科情報の照合ソフトウェアも，それまでの検討を踏まえて，専用ソフトウェアとして開発することになりました．このソフトウェアはDental Finderと名づけられました（詳しくは14章をご参照ください）．初期バージョンの開発者は，東北大学青木研究室の伊藤康一助教です．2週間程度の短期間でDental Finderの初期バージョンの試作が完了し，5月中旬より運用が可能な状況となりました．

なお，Dental Finderは，当初，MATLABと呼ばれる科学技術計算用の言語を用いて開発され，情報工学の専門家のみが理解できるシステムでした．現場で運用をしながらさまざまな歯科情報の照合アルゴリズムを組み込むとともに，随時機能強化を図っていきました．なお，これをベースにした本格的なDental Finderの配布版が完成したのは2012年（平成24年）2月のことです．これは，一般の歯科医師にも簡単に理解できる仕様となっており，現在，東北大学から全国に無償配布されています（図7-11）．

Dental Finderにおいては，各歯の状態が次のような単純な5分類コードによって表現されます．これによって，一人の口腔内が，32桁の5分類符号で簡単に表現できます．

1. 健全歯，残存歯，歯冠色の部分修復（レジン充塡，セメント充塡など）
2. 金属材料による部分修復（インレー，アンレー，アマルガム充塡，4/5冠など）
3. 全部修復（全部金属冠，前装冠，硬質ジャケット冠など）
4. 残根，欠損
5. 情報なし

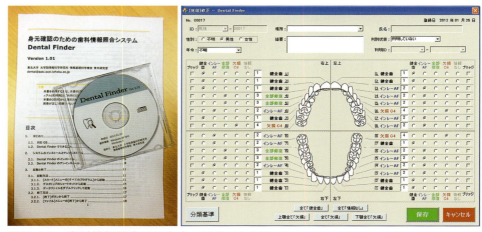

図7-11　歯科情報照合ソフトウェアDental Finder
東日本大震災の際に宮城県警で活用された．東北大学が開発し，現在，無償配布されている（連絡先：dental@aoki.ecei.tohoku.ac.jp）．

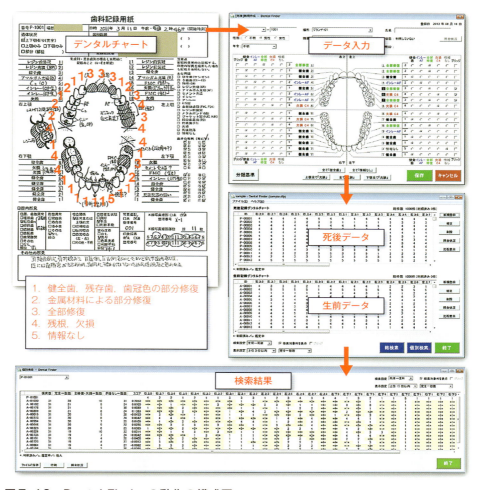

図7-12 Dental Finderの動作の模式図
5分類歯科情報の照合により，「生前→死後検索」および「死後→生前検索」が可能．

　Dental Finderの主要機能としては，①遺体から得られる歯科記録をデータベース化して管理する機能（死後データベース），②行方不明者の診療録などから得られる歯科情報をデータベース化して管理する機能（生前データベース），③2つのデータベースに格納された歯科情報を照合し，合致する生前―死後データのペアを検索する機能があります（**図7-12**）．これによって，多数の生前―死後データの対応のなかから，可能性の高いペアを迅速に見出すことが可能となりました．

　なお，同様の検索の仕組みは岩手県でも独自に整備され，大きな効果を上げました．岩手県歯科医師会が考案したシステムは，上下左右の犬歯と第一大臼歯の状態から該当者を検索するシステムであり，「36（サブロク）検索」として広く知られています（**図7-13**）．

14 | 気仙沼のデンタルエックス線はなぜか画像が薄い

　5月の連休後からすべての遺体に対して，①歯科所見，②口腔内写真，③エックス線の3種類の資料収集を行いました．気仙沼以外の検案所には，①～③をパッケージ化した4セットの運用をしていました．これにし対して，気仙沼は少し状況が違っていました．気仙沼では，ポータブルのエックス線装置（ノーマッド）が宮歯会員から寄付されたため，4月からこの装置とインスタントフィルム（**図7-14**）によるエックス線撮影が行われていました．検死の後に，撮影したフィルムを県警本部に送って，スキャナによってデジタル

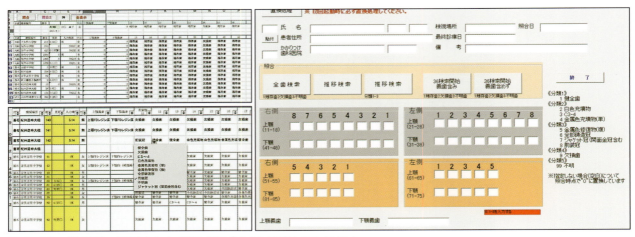

図7-13 岩手県で活用された「36（サブロク）検索」のシステム
岩手県歯科医師会が考案して現場で運用した．上下左右の犬歯と第一大臼歯の状態から該当者を検索することができる．

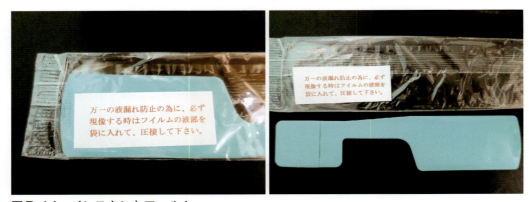

図7-14 インスタントフィルム
図のようなインスタントフィルムでは定着時間が少ないなどの原因によって経時的に画像が急激に薄くなることがあるので取り扱いは要注意である．

データに変換していました．

　しかし，2011年7月頃より，画像のコントラストがはっきりしない（薄い）フィルムが多いことが，問題となってきました．撮影した気仙沼の先生に確認したところ，撮影した直後のチェックでは問題なかったとのことでした．これは，定着液の処理不足が原因として考えられました．我々が同じ液付きインスタントフィルムによる現像を行って実験したところ，定着時間が少ないと，現像後，経時的に画像が急激に薄くなっていくことがわかりました（**図7-14**）．

　現像定着液の処理不足は現像の失敗や画像の劣化をまねくため，インスタントフィルムを使用する場合は，手現像の処理時間を守ることが重要です．フィルムを手で揉みながら現像定着液の攪拌をしっかり行い，一定の時間経過後，水洗することが大切です．以上のような経験からインスタントフィルムによるアナログ撮影による記録は要注意です．今後は，状況が許す限りデジタルエックス線装置を使用することが望まれます．

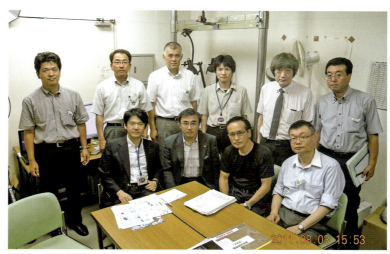

図7-15　3県のデータ統合（東北大学，宮城県警，岩手県警，福島県警，岩手県歯科医師会，岩手医科大学の関係者）
2011年（平成23年）8月3日になって，初めて岩手，宮城，福島の3県のデータ統合が行われた．

15 日本歯科医師会からの派遣終了

　6月に入ると，発見される遺体は週に10体前後となり，これに合わせて日歯からの派遣歯科医師も当初の1班6人から4人に（4月24日より），さらに，2人に（7月6日より）と編成人員を減少させて対応し，7月31日で派遣終了となりました．

　43か所あった検案所のなかでも最大規模の面積だった旧石巻青果花き地方卸売市場を市が仮設住宅等の資材置き場にしたいとのことで，6月下旬で閉鎖となり，旧上釜ふれ合い広場にテント張りの検案所として移動しました．この検案所は11月末まで運営されて，12月に入ってからは仮設の検案所は閉鎖され，検死場所はすべて警察署で行うことになりました．

16 3県のデータ統合

　東日本大震災は，わが国にとって，歯による身元確認のために情報技術が広範に適用された初めての災害です．先に述べたように，宮城県では，東北大学が開発した，生前カルテ情報と遺体情報を照合する専用ソフトウェアDental Finderが用いられました．Dental Finderでは，それぞれの歯の状態を1～5の5分類符号で表現し，口腔内の所見を32桁の数字列に置き換え，この数字列の類似度によって，生前・死後情報の検索を行い個人識別の迅速化を実現しました．また，同様の検索の仕組みは，岩手県でも用いられました．具体的には，岩手県歯科医師会が考案した，上下左右の犬歯と第一大臼歯の状態から該当者を検索する「36（サブロク）検索」です．

　このように，岩手県，宮城県，福島県をはじめとして，地域によって全く異なる歯科情報検索システムが用いられました．8月になり，岩手県ならびに福島県の警察・歯科医師会の協力により，福島県，岩手県，宮城県のデータ連携（最初のデータ連携は2011年8月3日，図7-15）が行われました．これにより，被災3県における犠牲者のデータを統合して，Dental Finderで広域検索を行うことが可能になりました．

　反省点もあります．すでに述べたように，被災した地域ごとに，異なる歯科情報の検

索・絞り込みツールが用いられたため，データ形式に互換性がなく，担当者の相互理解とデータ連携に時間を要しました．もし，これらのソフトウェアが互換性のある標準的なデータ形式に基づいて設計されていれば，広域災害における地域間データ連携を推進するうえで有効な手段となると考えられます．

17 宮城県歯科医師会会員への情報提供と協力依頼

図7-16の文書は，2011年(平成23年)11月11日に，宮城県警からの依頼により宮城県歯科医師会会員へ配布された身元確認への協力依頼書です．当時は，まだ，約570体もの遺体の身元が不明な状況でした．ブリッジや義歯に特徴がある遺体もありましたので，それらを写真付きで情報提供しました．このときに情報提供した遺体は全部で9体ありましたが，そのうちの典型的な2体の事例を紹介します．

例えば，遺体1(**図7-17**)は特徴的な上顎ブリッジのケースです．右上第一小臼歯から反対側の第二大臼歯にわたる11歯の長いブリッジで，8本の支台歯で支持されています．デンタルエックス線もあり，根管治療やコアの状況も把握することができます．下顎が無歯顎のため，かなり特徴的な歯科所見です．

また，遺体2(**図7-18**)は上下の総義歯のケースです．上顎は金属床で右上に金属の「ボタン」のようなものがあり，これもかなり特殊な総義歯です．この「ボタン」は粘膜面と関わっておらず，何のために付けたものか不明です．チャート所見でも「金属製のボタン状の装置」となっています．おそらくこの「ボタン」は，根面板を利用した義歯用磁性アタッチメントの一部だったのですが，下顎と同様に抜けたためリベースされたものと考えられます．

これら両遺体の口腔内所見はかなり特徴的なブリッジと金属床でしたが，残念ながら歯科所見からは身元確認に至りませんでした．宮城県で発見された遺体が必ずしも宮城県内で治療されたものとも限らないことにも留意する必要があります．なお，これらの遺体については，その後，宮城県警察本部震災身元不明・行方不明者捜査班(通称「身元確認専従班」)によって身元確認に至っています．

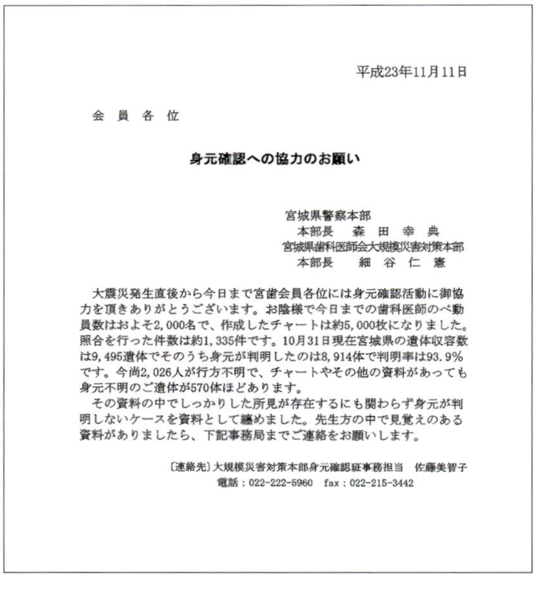

平成23年11月11日

会　員　各　位

身元確認への協力のお願い

宮城県警察本部
本部長　森　田　幸　典
宮城県歯科医師会大規模災害対策本部
本部長　細　谷　仁　憲

大震災発生直後から今日まで宮歯会員各位には身元確認活動に御協力を頂きありがとうございます。お陰様で今日までの歯科医師のべ動員数はおよそ2,000名で、作成したチャートは約5,000枚になりました。照合を行った件数は約1,335件です。10月31日現在宮城県の遺体収容数は9,495遺体でそのうち身元が判明したのは8,914体で判明率は93.9%です。今尚2,026人が行方不明で、チャートやその他の資料があっても身元不明のご遺体が570体ほどあります。

その資料の中でしっかりした所見が存在するにも関わらず身元が判明しないケースを資料として纏めました。先生方の中で見覚えのある資料がありましたら、下記事務局までご連絡をお願いします。

〔連絡先〕大規模災害対策本部身元確認班事務担当　佐藤美智子
電話：022-222-5960　fax：022-215-3442

図7-16　宮城県警よりの周知依頼資料

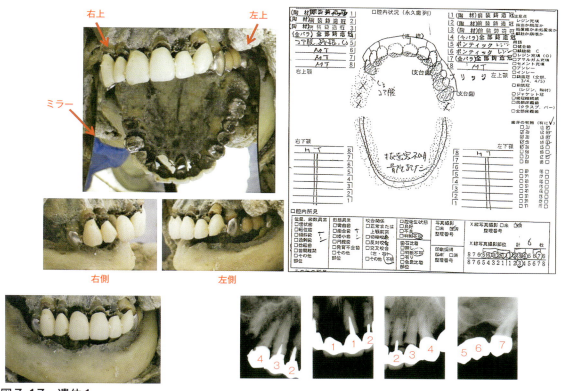

図7-17　遺体1
右上第一小臼歯から反対側の第二大臼歯にわたる11歯の長いブリッジで，8本の支台歯で支持されているもの．

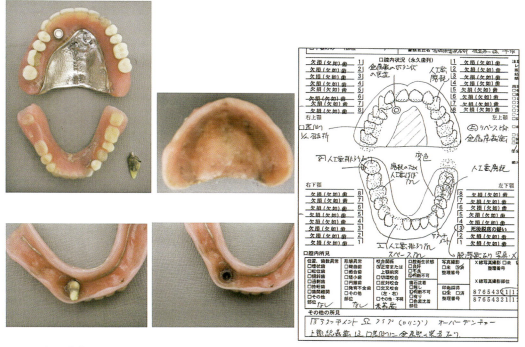

図7-18　遺体2
金属床で右上に「ボタン」のようなものがある義歯．

18 似顔絵による情報の開示

　宮城県警は，2016年（平成28年）9月9日現在で，遺体の写真から生前の似顔絵100体分を作成して，2012年（平成24年）5月より順次公表しました．**図7-19**は，2013年（平成25年）9月3日に公開された似顔絵の例です．似顔絵を端緒として，すでに，2016年（平成28年）9月9日現在で24名の身元が判明しています．身元確認が次第に困難となってきた時期に似顔絵を公開することは，大きな効果があるということがわかりました．

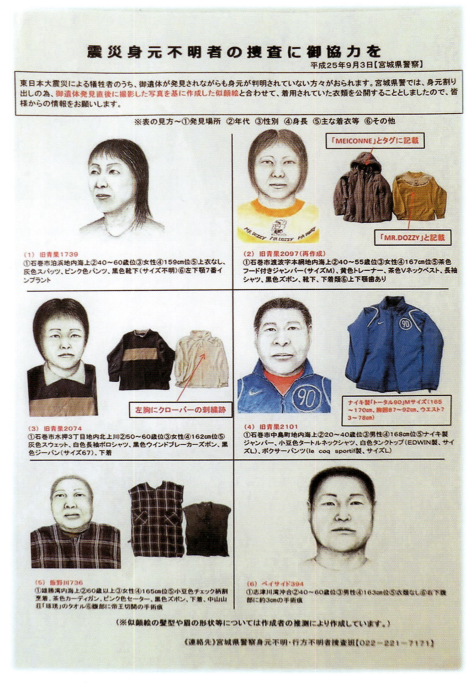

図7-19　遺体から似顔絵を作成して手配書を作成（宮城県警）
　(2)の事例は当初作成した似顔絵では身元がわからなかった．そこで，似顔絵作成の際の年齢の推定が間違っている可能性を考慮して，もう一度，3種類の異なる想定年齢の似顔絵を作成して公表した．その結果，近親者の目にとまって本人の確認に至った．

19 厚生労働省による「歯科診療情報の全国標準化」の流れ

　東日本大震災は，歯による身元確認のために情報技術が大規模に適用された初めての災害といえます．しかし，その一方で，生前の歯科診療情報の保全方法の整備をはじめとして，いくつかの問題点が浮き彫りとなり，これを受けて厚生労働省管轄で，2013年度（平成25年度）より「歯科診療情報の標準化に関する実証事業」が実施されました．2013年度（平成25年度）～2015年度（平成27年度）の実証事業は，新潟県歯科医師会が受託しました．

　本実証事業では，新潟県歯科医師会は，身元確認を正確かつ迅速に実施するための歯科情報として，どのような標準形式が適切であるかについて，東日本大震災の身元確認に携わった関係者へのヒアリング等を含めて総合的な調査・検討を行い，その原案を策定しました．さらに，策定した歯科情報の標準形式が，現実的な災害想定で，どの程度の個人識別性能を発揮するかを明らかにするために，新潟県内の歯科医師の協力のもと，歯科情報の収集と個人の検索・絞り込みに関する実証実験を行い，大きな成果を上げました．

　現在，2016年度（平成28年度）からは，事業の主体を日本歯科医師会に移管し，いよいよ標準化の社会実装に向けて動き出した状況です．この「歯科診療情報の標準化」については，第16章で詳しく解説します．

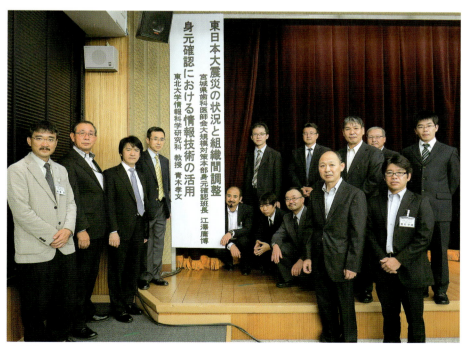

宮城県における身元確認チーム

第Ⅱ部 ─ 身元確認のシステム化

　第Ⅰ部では，東日本大震災の状況とその分析結果について解説しました．これにより，災害の概略をおおづかみで理解することができたのではないでしょうか．さて，第Ⅱ部では，身元確認作業の具体的な流れ（ワークフロー）について説明します．かなり具体的な内容になりますが，各地域で，将来，起こりうる災害・事故等の大規模な身元確認に備えるために参考になる情報を掲載します．

　「検視場所（＝検案所）」に遺体が収容されると，①遺体の洗浄と着衣の洗濯，②受付（遺体票・遺品票の発行等），③警察官による検視・医師による検案，④資料採取（身体特徴，所持品，写真，DNA鑑定資料，指掌紋ほか）が行われ，最後に，⑤歯科医師による歯科記録の採取（デンタルチャート，口腔内写真，歯科エックス線画像等）が行われます．ここでは，まず，⑤の歯科医師側の作業について説明します．それ以外にも，生前歯科資料の収集や生前・死後情報の分析と照合などがあります．

　結果的に，歯科的個人識別の全体のワークフローは，**右図**のようになります．このワークフローは，大きく分けて，①検案所での死後資料採取，②生前資料の収集，③生前・死後資料の照合に分けられます．このうち①は現場における作業ですが，②と③は主に警察本部における作業になります．当然ながら，これらの作業には，歯科医師が加わり専門知識を提供することになります．このため，警察協力医は，これらの作業の全体像を理解しておくことが重要です．

　以下では，**右図**のワークフローに沿って，具体的な作業，そのために準備した機材や資料などを説明していきます．次のような構成で，歯科医師の作業を中心として解説します．

第 8 章	遺体情報収集機材のパッケージ化
第 9 章	デンタルチャート
第10章	口腔内写真
第11章	エックス線写真〜遺体の口内法撮影
第12章	生前資料の収集〜生前資料をどう読むか
第13章	照合〜異同識別において
第14章	情報技術の活用
第15章	データで読みとく東日本大震災
第16章	身元確認のための歯科情報の標準化
第17章	これからの警察歯科医〜まとめ〜

身元確認のワークフロー

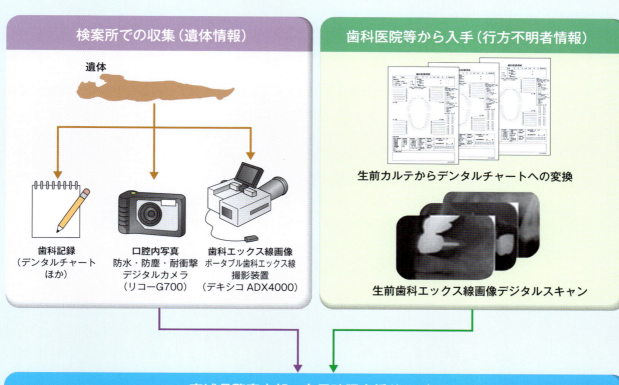
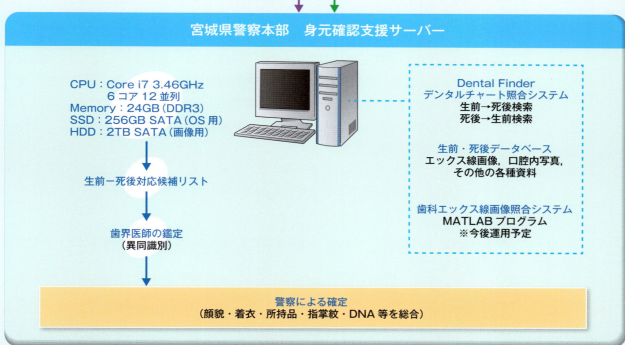

図 宮城県における大震災身元確認支援システムの構成とワークフロー

8 遺体情報収集機材のパッケージ化

身元確認活動

1 まずはデンタルチャート

　宮城県においては，震災当初は手書きのデンタルチャートを中心とした遺体情報収集を行っていました．我々は，このとき使用したデンタルチャートを「立体型チャート」と呼んでいます．立体観を感じるように描かれた歯列図に特徴があります．このチャートは，直感的に理解しやすく，記入の際のあいまいさも少ないという意味で優れています．このチャートによって収集された歯科所見は，歯牙鑑定の基礎資料としてきわめて重要な存在でした．また，5月以降には，チャートに記載された情報を5つの分類規則に基づいてデジタル化することよって，該当者を大規模に検索することが可能になりました．この仕組みについては，後でもう一度説明しますが，デンタルチャートによる記録はすべての出発点であり，その重要性については強調してもし過ぎることはありません．

2 歯科的個人識別の三種の神器とは？

　東日本大震災の発災は3月であり，気温が低いこともあって初めのうちは遺体の損傷は比較的少ない状況でした．むしろ，まだ生きているのではないかと思うほどきれいな遺体もありました．このような初期の遺体は，「所持品」や「着衣」をしっかり身に着けているケースも多く，これらが身元確認の端緒となる場合も少なくありませんでした．しかし，4月も後半になると遺体の損傷が著しくなり，次第に身元確認そのものが困難になりました．それに伴い，歯科記録としてもできるだけ客観的なデータが求められる状況になりました．従来からいわれていることではありますが，歯科的個人識別においては，「三種の神器」とでもいうべき重要な情報があります．それは，第一に「デンタルチャート」，第二に「口腔内写真」，第三に「歯科エックス線写真」です．つまり，歯牙鑑定の証拠能力を保証するという観点からも，第二・第三の客観的なデータが必要なのです．

3 口腔内写真と歯科エックス線撮影はできるだけ早期に！

　我々にとって今回の震災の身元確認で反省すべき点は多々あります．そのなかでも遺体の口腔内写真とエックス線写真の組織的な収集は重要な反省点の一つです．口腔内写真とエックス線写真はできるだけ早期に，組織的に収集する体制を整えるべきです．宮城県においてこの体制が整ったのは2011年5月以降であり，残念ながら3月および4月に収容された遺体については，エックス線写真の記録が残っているケースは限られています．鑑定の際に，「もし，この遺体のエックス線写真があれば，もう少しわかるのに」と思うこともありました．宮城県では，発災初期は収容される遺体の数も膨大で，1日の遺体収容数が1,000体を超えた時期もありました．このような極限的な状況で，当初からエックス線撮影装置などの高度な機材を組織的に運用することは物理的にも時間的にも困難でした．

4 標準機材のパッケージ化とは？

収容された遺体数が多いことに加えて，宮城県では合計で43か所もの検案所がありました．発災後1か月を経過した時点でも，10か所以上の検案所が稼働していました．そのような多数の検案所において，すべての遺体について，いかにしてエックス線写真等を撮影するべきかということが大きな課題になりました．結果的には，10DR社，（株）オサダ電機工業などの企業にも協力して頂き，ポータブルエックス線撮影装置や防塵・防水・耐衝撃カメラ等の検死標準機材を厳選したうえで，これを「パッケージ化」して運用するというという発想に至りました．具体的には，①デンタルチャート，②防塵・防水・耐衝撃カメラ，③ポータブルエックス線撮影装置，④各種資料および記録用紙，そのほか歯科記録に必要なすべての資機材を格納した標準機材パッケージを準備しました．

各種資料の中味については次ページにその詳細を示しますが，

・遺体検死手順書（ページの下方）を下記に提示します

・エックス線撮影記録用紙

・表紙記録用紙などを含んでいます

上記のような内容物を含むセットを全部で4つの標準機材パッケージを作って同時に並列で運用しました．宮城県では，毎朝，県警本部から多数の検案所に向けて，いわゆる「ショットガン方式※」で，歯科医師チームを派遣していました．そこで，それぞれのチームに標準機材パッケージを携行してもらい，チームが帰還する際に，「標準機材パッケージ」ごと，すべてのデータを回収することにしました．これよって，その日の夜のうちにデジタル画像データを含めて，すべての資料を県警本部に設置した専用の身元確認サーバーに集約することが可能になりました．この身元確認サーバーは，膨大な画像データを取り扱うために，東北大学大学院情報科学研究科青木研究室で専用設計を行いました．デンタルチャートを用いたスクリーニングの高度化およびエックス線画像の積極的な活用について，青木研究室のスタッフの協力を得ることとなりました．コンピューターやスキャナなどの機材を宮城県警本部機動鑑識課に提供するとともに，同スタッフがソフトウェア開発や資料整理および画像を含むデータ分析を担当しました．

遺体検視（検死）手順書 ver. 2011-6-12

この手順書は、検視開始時に遺体のそば（胸の上など）に置いて、確認しながら作業を行い、終了時に現場で廃棄すること。

1. 歯科記録用紙の記入
   歯科記録用紙（福島方式チャート）に所見を記録し、必ず2人によるダブルチェックを行う。あわてずに正確な記録を心がけること。
2. 口腔内写真の撮影
   遺体ごとに、まずは、遺体番号票を必ず撮影する。顔全体・正面・側面・咬合面の6枚以上を撮影する。治療痕など特徴的な部位は詳細画像を撮影する。デジカメはフラッシュなしのオートに設定。咬合面撮影用ミラーを使用した場合は、ミラーの端を入れて撮影する（ミラー観であることが、後で写真だけから分かるようにすること）。
3. X線撮影
   遺体ごとに、まず、マーカー（デンタルミラーなど）を必ず撮影する。できるだけ多くの歯牙を撮影する。現地の警察官に説明して、X線撮影記録用紙を記入してもらう（警察官には丁寧に説明する）。
4. 提出書類の整理
   歯科記録用紙（福島方式チャート）は現場でコピーをとり、①原本は現場の警察官に渡し、②コピーはX線撮影記録用紙に添付して、撮影機材ケース中の書類提出袋に入れて県警鑑識課に持ち帰る（責任を持って自分で持ち帰ること）。

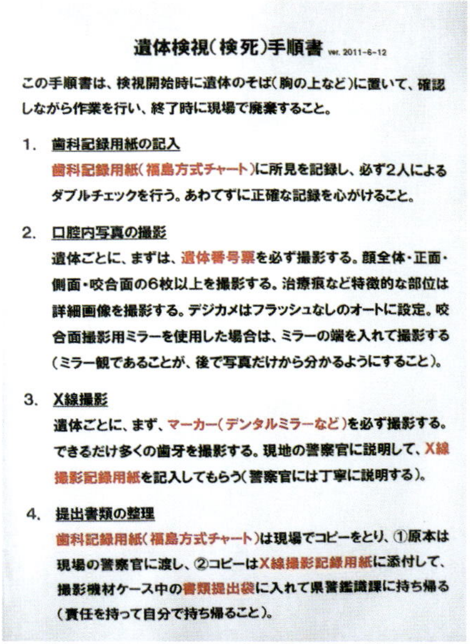

図8-1　遺体検死手順書（59頁に拡大版）
緊迫した現場でも手順を思い出せるように簡単な手順書を準備した．

現場ノート：遺体検死手順書や簡易マニュアルを用意する

大きな災害が起きたとき，被災地では全国からの応援なしには現場が回りません．しかし，派遣で現地入りするすべての方々が検死現場に慣れているわけではありません．また，被災地や現場の詳しい状況を把握する前に，検案所で作業を行わなければないこともあります．このような慣れない環境下で多くの遺体と向き合い，緊張し動揺するなかで，与えられた仕事をミスなく完璧にこなせる人は少ないでしょう．このような緊迫した現場でも手順を思い出すことができる手順書や簡易マニュアルを用意することは，非常に重要なことです．

※　1か所から同時に多数のところに散弾のように派遣するというイメージの造語．

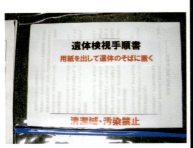

遺体検死手順書

現場に行って初めて遺体に接した時に，事前説明などのレクチャーをすべて忘れてしまったとしても，これだけ見ればなんとか検死ができる，究極の手順書．

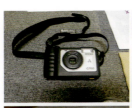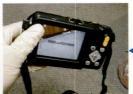
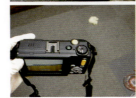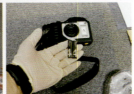

口腔内撮影用のカメラ（リコーG700）
現在の製品はリコーG800．詳しくは68，69頁機材の選定の項参照．

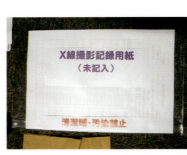

エックス線撮影記録用紙

遺体のエックス線写真撮影の際，撮影した部位がどこであるかを明確にするために日付，場所などの必要事項に加えて撮影部分に○をつけて記録するための用紙で，実際の記録は警察関係者にお願いすることが多かった（78，79頁参照）．

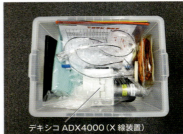

デキシコADX4000（X線装置）

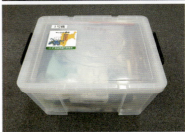

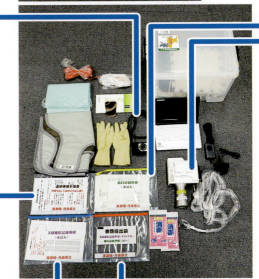

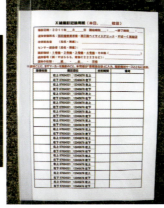

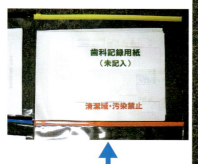

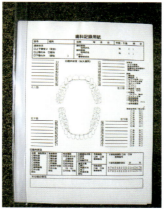

デンタルチャート

詳細は9章「デンタルチャート」参照.

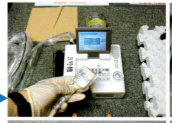
デキシコADX4000とセンサー

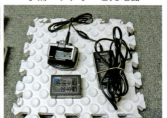
予備バッテリーと充電器

図8-2 歯科検死標準機材パッケージ
・歯科記録用紙（デンタルチャートを含む）

・デジタルカメラ（防塵・防水・耐衝撃カメラ）
・口腔内撮影用デンタルミラー（ステンレス製）

・エックス線撮影用記録用紙
・レントゲン撮影装置（デキシコADX4000）
・レントゲン撮影装置バッテリー充電器
・エックス線防護エプロン
・エックス線防護手袋

・各種手順書
・各種マニュアル類

・消毒用アルコールタオル
・スリーブおよびセンサー誘導ひも
・ビニール袋
・汚染防護用消耗品類
・その他

※以下は，必要に応じて持参する機材
・ノートパソコン（現場でデータ整理ができる場合に持参）
・USBメモリ（現場でデータ整理ができる場合に持参）
・エックス線防護衝立（会場に設置されていない場合に持参）

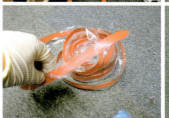
スリーブとセンサー誘導ひも

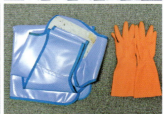
エックス線防護エプロンと手袋

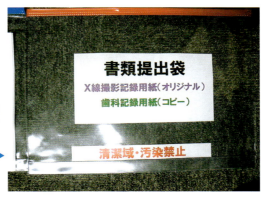

書類提出袋

検死後記録したすべての書類を入れて確実に回収するための提出用の袋．

8 遺体情報収集機材のパッケージ化 | 57

5 身元確認の資料を集めるのは何が難しかったのか？

検死に必要な器材のパッケージ化という考え方は，初めて聞くと当たり前のように感じますし，アイデアはいたって単純ですが，現場でかなりの威力を発揮しました．このパッケージ化のアイデアは，将来の災害においても，できるだけ早期に「三種の神器」（①デンタルチャート，②口腔内写真，③エックス線写真）を導入して完全な記録を採取することが鍵になると考えられます．

東日本大震災のような緊急時の対処でありがちな誤りは，「ひとまず，エックス線写真や口腔内写真などは，各自が持参した機材や，現地配備の警察機材を用いて撮影することにして，USBメモリなどのデジタル記録媒体を用いて後日ゆっくり提出させればよい」という考えです．これはなかなか機能しませんでした．異なるカメラやエックス線撮影装置で撮影した画像は，撮影した本人でも，どの遺体のデータなのか混乱する場合が多く，また，現場で個別に提出をお願いしても実際にはなかなか集まりません．しかも，災害時には警察も混乱した状況にあり，検案所の担当警察官も他県からの応援を受けて頻繁に入れ替わるため，多様なデジタル記録媒体の受け渡しを「確実」に行うのは困難です．そもそも，デジタル機器の取り扱いに全く不慣れな方々が参画されるケースも多いということに留意する必要があります．

6 現物主義での受け渡しを徹底

派遣された歯科医師や警察官がデジタル機器の取り扱いに慣れていない場合，USBメモリなどのデジタル記録媒体を個別に回収するのではなく，デンタルチャート，エックス線撮影装置，カメラなどの「現物」を標準機材パッケージとしてまるごと回収することが有効なのです．デジタル記録媒体ではなく，「現物」主義で受け渡しを行うことにより，デジタル機器に不慣れな方も混乱することなく取り扱うことができます．派遣歯科医師が帰還した後に，警察本部においてその回収した「現物」から確実にデータを取り出すとともに，機材類に格納されたデータを削除・初期化して機材を消毒して翌日に備える方式がきわめて有効でした．宮城県では，この機材パッケージを最終的には4セット同時運用して効果を上げました．**標準機材パッケージを導入する際には，これを効果的に運用するための実習付き講習プログラムで事前の説明と実習を併せて行うことによって，経験が浅い歯科医師でも信頼性の高い死後記録の採得が可能になります．**

7 歯科的個人識別のワークフローへ

我々は，東日本大震災の発災以降，2011年4月下旬～5月上旬にかけて，前述の標準機材パッケージを導入・整備するとともに，情報技術を活用した身元確認作業の流れ（情報分野では「ワークフロー」といいます）を確立し，現在に至っています．この歯科的個人識別のワークフローに関しては，第14章で詳しく説明します．

遺体検視（検死）手順書 ver. 2011-6-12

この手順書は、検視開始時に遺体のそば（胸の上など）に置いて、確認しながら作業を行い、終了時に現場で廃棄すること。

1. <u>歯科記録用紙の記入</u>

    歯科記録用紙（福島方式チャート）に所見を記録し、必ず2人によるダブルチェックを行う。あわてずに正確な記録を心がけること。

2. <u>口腔内写真の撮影</u>

    遺体ごとに、まずは、遺体番号票を必ず撮影する。顔全体・正面・側面・咬合面の6枚以上を撮影する。治療痕など特徴的な部位は詳細画像を撮影する。デジカメはフラッシュなしのオートに設定。咬合面撮影用ミラーを使用した場合は、ミラーの端を入れて撮影する（ミラー観であることが、後で写真だけから分かるようにすること）。

3. <u>X線撮影</u>

    遺体ごとに、まず、マーカー（デンタルミラーなど）を必ず撮影する。できるだけ多くの歯牙を撮影する。現地の警察官に説明して、X線撮影記録用紙を記入してもらう（警察官には丁寧に説明する）。

4. <u>提出書類の整理</u>

    歯科記録用紙（福島方式チャート）は現場でコピーをとり、①原本は現場の警察官に渡し、②コピーはX線撮影記録用紙に添付して、撮影機材ケース中の書類提出袋に入れて県警鑑識課に持ち帰る（責任を持って自分で持ち帰ること）。

（図8-1の再掲）

身元確認活動

9 デンタルチャート

1 歯科的個人識別の要(かなめ)はデンタルチャート

　宮城県において使用したデンタルチャートを**図9-1**左側に示します．これは，震災前に，福島県の印南知弘先生が考案して福島県歯で身元確認訓練に使用していたもので，通称「立体型チャート」と呼んでいます．立体観を感じるように描かれた歯列図に特徴があり，唇頰側，咬合面，舌口蓋側を1つの図に書き込むことができるように工夫されています．宮城県では福島のオリジナルのチャートを今回の経験を踏まえてマイナーチェンジしています．

　立体型チャートは，通常の咬合面と正面に分かれているチャートに比較して直感的に理解しやすく，見たままの所見を描写的に記入できます．結果的に，災害時のような厳しい状況下でも記入に関する心理的な抵抗感が少なく，経験の浅い歯科医師でも比較的短時間で記載ができます．

　図9-2の記入例にあるように，骨折などの情報も自由に記載できます．なお，この用紙は，厳密にはチャート以外の記録も含むという意味で，「歯科記録用紙」という名称にしました．遺体番号，記録者，時刻などの基本情報や，各歯牙の有無のチェック欄，その他の典型的な口腔内所見（咬合，転位歯など）のチェック欄があり，記載内容をくり返し

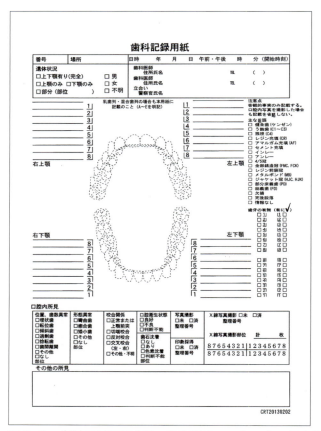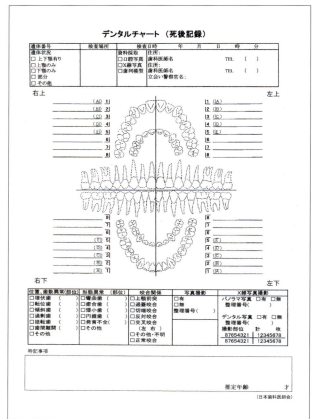

図9-1　歯科記録用紙（左：立体型チャート．右：日本歯科医師会の標準チャート）

チェックができるように配慮しました．また，記入時に歯科用語を忘れた場合も，右側に用語一覧があるので，これを参照して統一性のある用語で記入することができます．

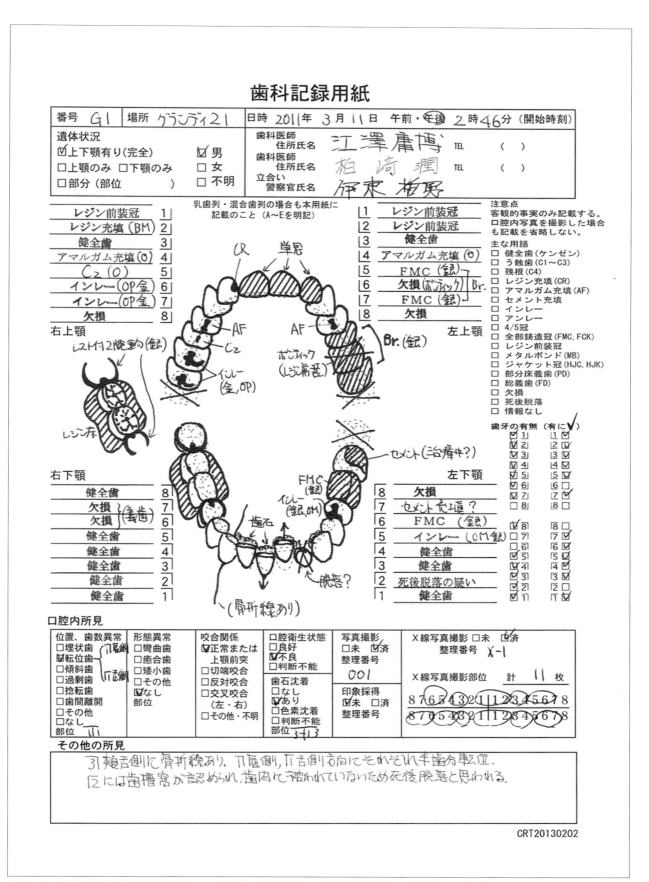

図9-2 歯科記録用紙（立体型チャートに基づく特徴ある様式を採用して効果を上げた）

簡易マニュアル（歯科記録用紙の書き方）

　遺体が複数ある場合にはデンタルチャートの歯科所見の記録部分だけでなく，遺体番号，検案所名，日時など細部にわたって正しく記載することで，その効果を発揮することができます．そこで，多くの遺体をみて緊張し動揺している先生方にデンタルチャートを間違いなく作成してもらうために，歯科記録用紙の書き方の簡易マニュアル（手順書）を用意しました．すべての先生方が現場に慣れているわけではないので，このような手順書が役に立ちました．

簡易マニュアル（歯科記録用紙の書き方）

1. 初めに遺体番号を確認する（復唱して確認する）．
2. 場所は「グランディ・21」などと記入すること．
3. 年（西暦）・月・日・開始時刻を記入する．
4. 遺体状況（上下顎あり，男女など）を記入する．部分遺体の場合は「部分」にチェックして，部位を記載すること．
5. 歯列図をできるだけ詳細に記載する（これが最も重要な情報源となる）．遺体の前では，歯列図の概略を完成させ，塗りつぶす等の詳細な記載は後で行うとよい．歯列図を記録したら，記録者が歯列図を見ながら読み上げ，観察者が口腔内を再確認する．
6. 口腔内所見を記載する．記録者が6の項目を読み上げ，観察者が口腔内を確認しつつ声を出して回答する．「位置，歯数異常」，「形態異常」のない場合は，陰性所見として「なし」の項目にチェックする．ある場合は部位（歯式）を記入する．
7. その他の所見を記入する．遺体の口腔内で，特徴的と思われる所見を，できるだけ客観的に記載する．たとえば，「1｜が半歯分だけ唇側に転位」など．
8. 遺体の検死を終了したら，立ち会い警察官（司法警察員）の所属・氏名を記入してもらう．署名がないと法的に有効にはならない．

―――――――――以下の項目は記録机に戻ってから書く―――――――――

9. 四隅にある口腔内状況の文字記載を右上にある用語を使用して行う．欠損は「欠」，健全歯は「ケンゼン」と記入してもよい．同じ所見が連続している場合も「〃」などの省略記号を使用せずに文字記載する（警察での繰り返しコピーにより「〃」などの記号は不明瞭になるため）．
10. 歯牙の有無（ページ右下）を忘れずチェックすること（現在歯にチェック）．
11. 歯科医師の署名等を記入する（必ず記録者および観察者を記載のこと）．
　最後に2人でチェックして完了．原本を担当の警察官に渡す．

【注意事項】
- 警察では清書せずに，書いたままの状態で正式書類となるので，しっかりと記入すること．繰り返しのコピーによって，文字や描画がかすれることが想定されるので，全体としてしっかりとした明瞭な筆致で記録すること．
- 初心者が観察者，経験者が記録者を分担するとよい（記載のほうが難しいため）．
- 遺族が同一会場におられる場合もあるので，大きな声や笑い声は控えること．

図9-3　歯科記録用紙の記載方法に関する簡易マニュアル
事前レクチャー（講習会）において説明した．

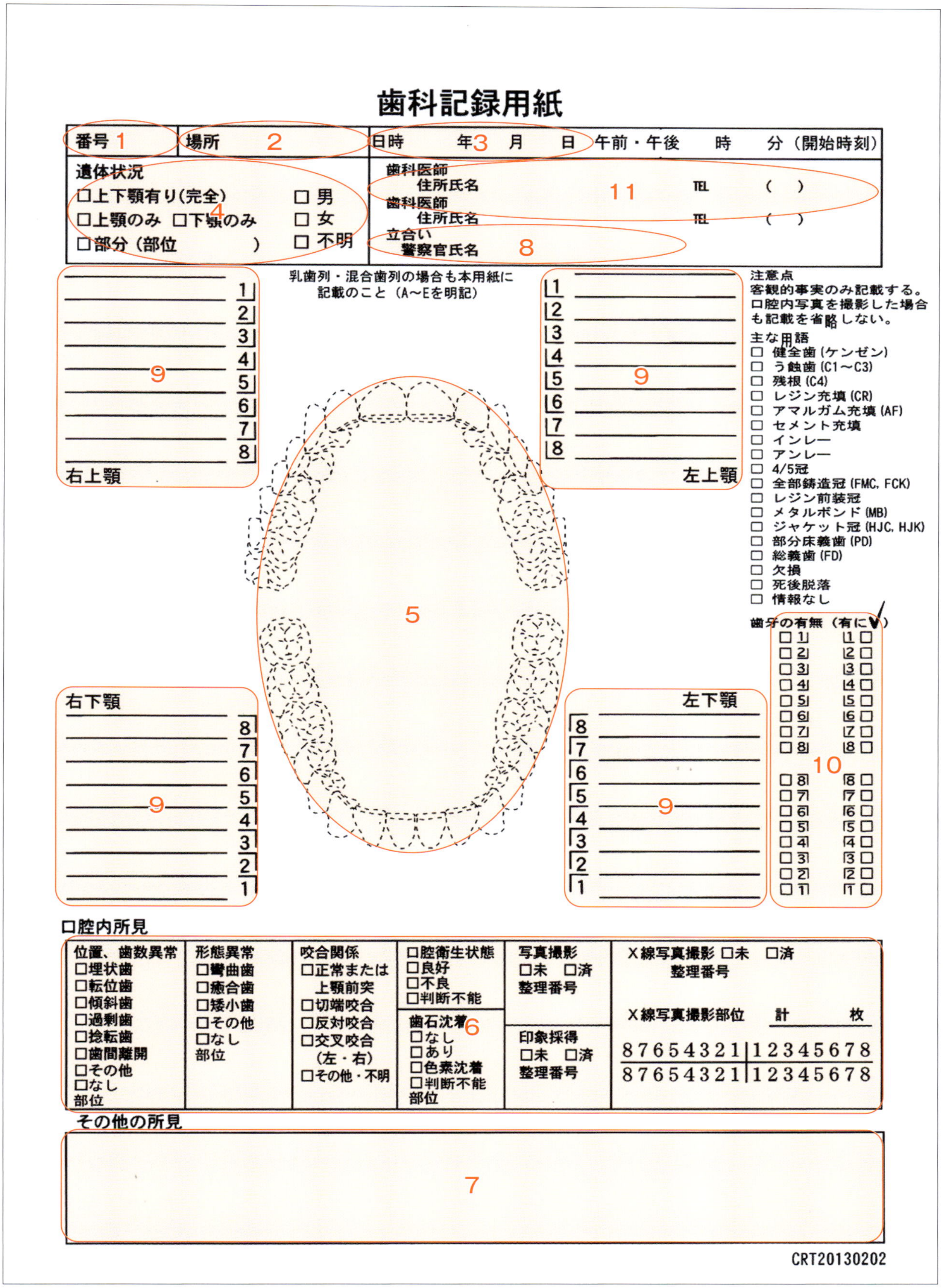

歯科記録用紙

番号 1	場所 2	日時　　年 3　月　　日	午前・午後　　時　　分（開始時刻）

遺体状況 4
□上下顎有り(完全)　□ 男
□上顎のみ □下顎のみ　□ 女
□部分（部位　　　）　□ 不明

歯科医師 住所氏名 11　TEL（　）
歯科医師 住所氏名　TEL（　）
立合い 警察官氏名 8

乳歯列・混合歯列の場合も本用紙に記載のこと（A～Eを明記）

右上顎 9　1 2 3 4 5 6 7 8
左上顎 9　1 2 3 4 5 6 7 8
5
右下顎 9　8 7 6 5 4 3 2 1
左下顎 9　8 7 6 5 4 3 2 1

注意点
客観的事実のみ記載する。
口腔内写真を撮影した場合も記載を省略しない。

主な用語
- □ 健全歯（ケンゼン）
- □ う蝕歯（C1～C3）
- □ 残根（C4）
- □ レジン充填（CR）
- □ アマルガム充填（AF）
- □ セメント充填
- □ インレー
- □ アンレー
- □ 4/5冠
- □ 全部鋳造冠（FMC, FCK）
- □ レジン前装冠
- □ メタルボンド（MB）
- □ ジャケット冠（HJC, HJK）
- □ 部分床義歯（PD）
- □ 総義歯（FD）
- □ 欠損
- □ 死後脱落
- □ 情報なし

歯牙の有無（有に✓） 10
□1 1□　□2 2□　□3 3□　□4 4□　□5 5□　□6 6□　□7 7□　□8 8□
□8 8□　□7 7□　□6 6□　□5 5□　□4 4□　□3 3□　□2 2□　□1 1□

口腔内所見 6

位置、歯数異常	形態異常	咬合関係	口腔衛生状態	写真撮影	X線写真撮影 □未　□済
□埋状歯 □転位歯 □傾斜歯 □過剰歯 □捻転歯 □歯間離開 □その他 □なし 部位	□彎曲歯 □癒合歯 □矮小歯 □その他 □なし 部位	□正常または上顎前突 □切端咬合 □反対咬合 □交叉咬合（左・右） □その他・不明	□良好 □不良 □判断不能 歯石沈着 □なし □あり □色素沈着 □判断不能 部位	□未　□済 整理番号 印象採得 □未　□済 整理番号	整理番号 X線写真撮影部位　計　　枚 87654321｜12345678 87654321｜12345678

その他の所見
7

CRT20130202

図9-4　歯科記録用紙の説明用簡易マニュアル

2 たいへん重宝した「歯科用語スタンプ」

　この歯科記録用紙を記入する際にたいへん便利だったのは，**図9-5**に示す「歯科用語スタンプ」です．実は，**図9-2**の記入例でも，このスタンプを使用しています．私たちは，「健全歯」，「欠損」，「レジン充填」，「インレー」など，使用頻度の高い用語について，あらかじめ歯科用語スタンプを作製して準備しておきました．このスタンプを活用して，記録作業を省力化するとともに，他人にとっても読みやすい記録とすることができます．

　一般的に，歯科記録を作成する人とこの記録に基づいて照合作業を行う人は異なることが多いため，文字の読みやすさはきわめて重要です．また，情報共有のために，警察では歯科記録用紙のコピーを繰り返すケースが多いことに注意が必要です．つまり，不明瞭な文字は後でかすれて見えなくなるなどの問題が出てくる可能性があります．特に要注意なのは，「〃」などの省略記号です．めんどうでも「〃」は使用せず，明確に記録して下さい．私たちの経験から読みやすさを確保するために，あらかじめスタンプを作製し，訓練等で使用されることをお勧めいたします．

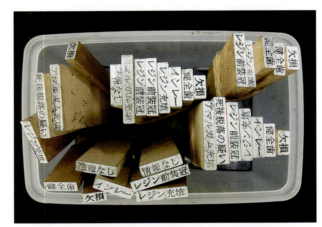

図9-5　現場でたいへん役に立った歯科用語スタンプ
長くて書きにくい用語に関するスタンプを重点的に準備した．スタンプが多すぎると逆に不便になる．「情報なし」や「死後脱落の疑い」などのスタンプは，震災前には気がつかなかったが，現場では重要であった．

現場ノート：報道関係への対応

メディアへの対応は

①取材は1人で受けない．1人で取材を受けると知らず知らずのうちに「語って」しまうことになってしまうので，必ず2人での取材を受けます．われわれは班長と副長の2人またはそれ以上の対応をしてきました．

取材で言っていないことを新聞に書かれたことも何回かありました．このような場合は言っていないという証人にもなります．一度間違った報道をされると，われわれには打ち消す手段がないためにこの点は十分に注意する必要があります．

②オフレコは通用しない！　政治家の失言などをテレビで見ていてあきれたり，驚いたりしていますが，一度話してしまったり，録画されたことは，最近の泣きながら訴えた議員の会見のように繰り返し報道されることにもなりかねませんので，「ここだけの話」は通用しないことをキモに命じておく必要があります．

③今回のような大きな災害ですと，多くの報道機関に同じような話を何回も繰り返し説明することになりますので，説明用資料を早急に作成してそれを配る，または事前発送しておいて基礎的質問は資料で解決させるようにする必要があります．そうしないと膨大な時間をこの同じような取材のために取られることになります．

④取材時間はあらかじめ決めておく必要があります．

⑤対応窓口は事務局がこれを行い，事務局にも必ず対応状況を把握しておいてもらう必要があります．そのようにしないと本来すべき行動や，会議などのスケジュール調整ができなくなります．

現場ノート：PTSDとは？

PTSD（Posttraumatic Stress Disorder）とは心的外傷後ストレス障害のことで，ベトナム帰還兵に起こった精神的な症状の研究からつけられた病名で，死またはこれに準ずる体験をした後に起こることのある精神障害です．フラッシュバック，不眠，感情不安定などの症状が1か月以上続くときにこの診断名がつくとされています．

したがって，「遺体を見た後に2，3日寝れなくなったのでPTSDになった」というような表現は週刊誌的であり，医学的には正しくありません．

検死した後にいろいろな面で精神的な負担を避けるには，①普段から検死に慣れておく，②検死が終ったら一人でそのまま帰宅させるのではなく，チームで会食する，③特に経験が浅い場合や，初めての経験である場合はこの会食で自分の気持ちを出し合う，など個人にストレスをためないような心のケアが必要です．

また，検死直後に不眠になるなどの「急性のストレス障害」が出た場合で不眠になったときは，この状況が続くと翌日の検死作業に影響が出たり，体力的，精神的な消耗にもつながりますので，適宜睡眠導入剤などを利用することも一つの対処法です．

PTSDの定義は最新のアメリカ精神医学会発行（2013年6月）の診断基準，DSM-5のなかでA〜Hまである定義の一部を紹介いたします．

A. 実際にまたは危うく死ぬ，重症を負う，性的暴力を受ける出来事への，以下のいずれか1つ（またはそれ以上）の形による曝露：
(1) 心的外傷的出来事を直接体験する．
(2) 他人に起こった出来事を直に目撃する．
(3) 近親者または親しい友人に起こった心的外傷的出来事を耳にする．家族または友人が実際に死んだ出来事または危うく死にそうになった出来事の場合，それは暴力的なものまたは偶発的なものでなくてはならない．
(4) 心的外傷的出来事の強い不快感をいだく細部に，繰り返しまたは極端に曝露される体験をする（例：遺体を収集する緊急対応要員，児童虐待の詳細に繰り返し曝露される警官）．

注：基準A4は，仕事に関連するものでない限り，電子媒体，テレビ，映像，または写真による曝露には適用されない．
（中略）

F. 障害（基準B，C，DおよびE）の持続が1カ月以上
（後略）

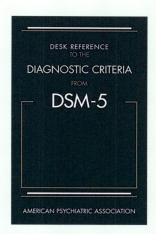

DSM-5® 精神疾患の分類と診断の手引
日本語版用語監修：日本精神神経学会．髙橋三郎，大野　裕監訳．医学書院，2014年10月　第1版　第1刷．139〜140

身元確認活動

10 口腔内写真

1 客観的資料としての口腔内写真の重要性

　デンタルチャートは個人識別の要です．しかし，現場に不慣れな方々が特殊な状況下で作成したデンタルチャートには不備なものが多くありました．そういった場合，特に補足資料として，口腔内写真が役立ちました．歯の形態，治療の種類，部位などの確認のほかに，欠損と死後脱落の記載ミスなどの情報を客観的に確認できました．発災直後からチャートとともにデジカメの活用を推奨します．

口腔内写真でチャートの誤りを見つけた例

　図 10-1，2 は生前と死後の歯科記録を照合した例を示しています．生前記録では，上顎前歯部（1+4）にブリッジが装着されています．ここで，支台歯の位置に注目すると，1, 1, 4 となっています．これらの支台歯について着目すると，次のようなことがわかります．

○遺体の 1 は，「死後脱落の疑い」となっています．つまり，歯槽窩（ソケット）があるということで，生前は，歯が存在していたと考えられます．このため，生前-死後の記録は「不一致」になりますが，矛盾はありません．

○遺体の 1 も「脱落（死後）」となっていますので，同様に，生前-死後の記録は「不一致」になりますが，矛盾はありません．

○遺体の 4 は「欠損」と記録されています．つまり，生前から欠損しており，歯槽窩も存在していないという理解になります．しかし，生前は，「FCK ?」という記載では

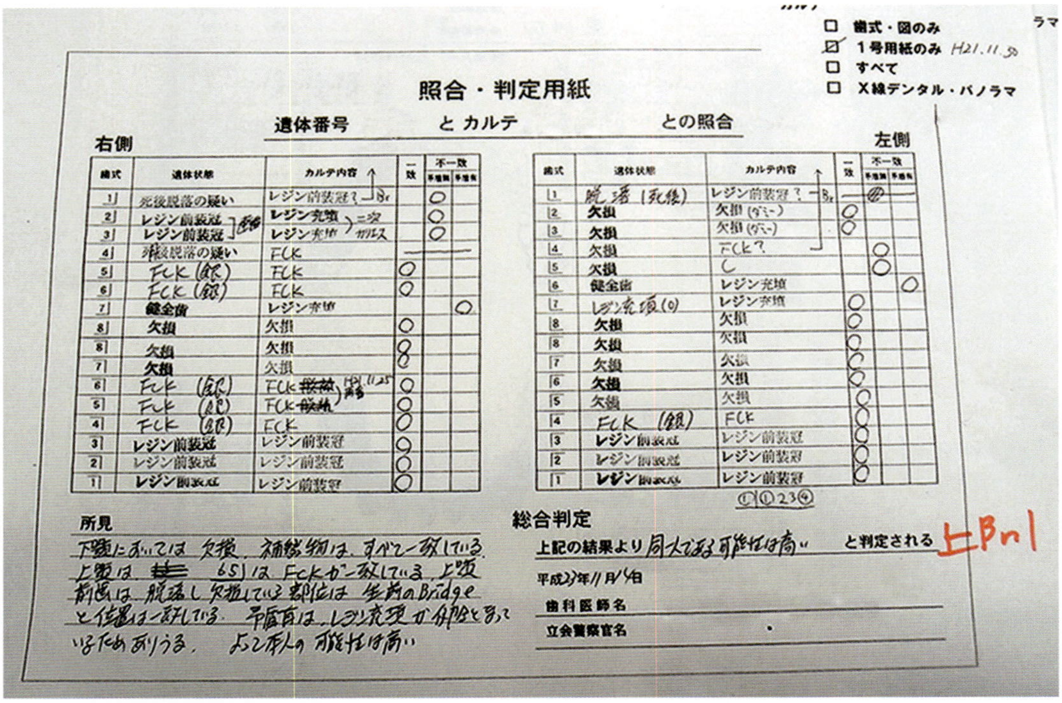

図 10-1 照合・判定用紙

ありますが，カルテからブリッジ支台歯であろうことがわかっていました．したがって，生前は歯があり，死後は歯がないという矛盾を生じています．

照合現場では，念のために，口腔内写真を確認しようということになりました（図10-3）．そこで判明したのは，|4に歯槽窩があるという事実です．つまり，死後記録の誤記載でした．もしかすると，歯槽窩の着色状況から，生前から欠損していたと判断したのかもしれません．同様に|5にも歯槽窩が存在していました．

これらのことを修正した照合・判定用紙を図10-4に示します．この結果，ブリッジの欠損部や支台歯の位置に矛盾がなくなり，結果的に，「同一人として矛盾しない」という判定になりました．

現場では，このようなケースが少なからず存在しましたので，デンタルチャートのみならず，口腔内写真撮影が重要であることがわかりました．

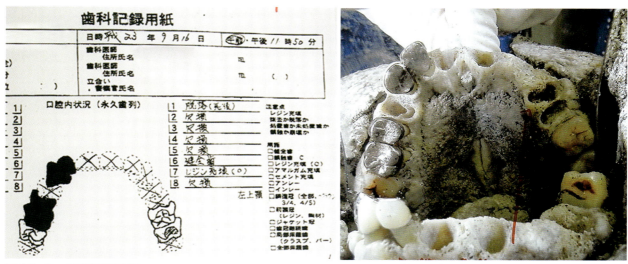

図10-2　歯科記録用紙

図10-3　遺体写真
本来の写真はミラー観だが直接見たようにしてある．

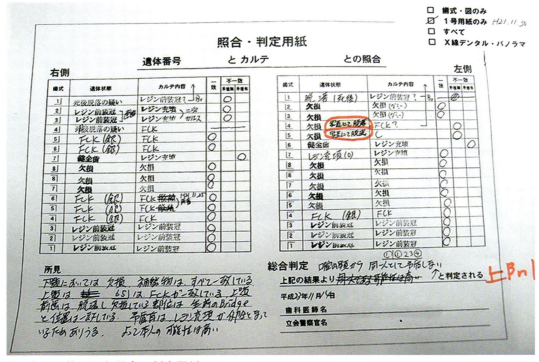

図10-4　修正した照合・判定用紙

2 機材の選定（防塵・防水・耐衝撃・乾電池活用ほか）

防水・防塵・耐衝撃カメラ（リコーG800）

　震災時はバッテリーが切れても乾電池（単4）でも運用できるリコーG700（図10-5）での運用を行いました．

　死後記録用のカメラは，マクロ撮影の性能やレンズの明るさなどのカメラの基本性能が高いことはもちろんのこと，現場で使用するために，防水・防塵・耐衝撃性を備えることが求められます．震災当時は，このようなカメラの機種は限定されており，リコーG700は，検視現場向けには理想的な機種でした（後継機として現在はG800が販売されています）（図10-6）．現在は，このような条件を満たすカメラは，スポーツ関連領域において広く用いられるようになっており，多種類の廉価な野外向けカメラが販売されています．口腔内撮影の場合，咬合面撮影用ミラーを準備することが大事な要件です．このことは，歯科医師にとっては常識ですが，警察官にとっては，その使用法がほとんど知られていません．つまり，歯科医師は，咬合面撮影になれていますが，警察官にとっては，かなり難しいと考えるべきでしょう．顔貌の撮影になれた警察官であっても，咬合面観の撮影は容易ではありません．結論として，遺体の口腔内写真については，歯科医師が責任をもって撮影するという意識をもつことが重要であり，このことは震災の教訓でもあります．

　なお，咬合面撮影用ミラーのほかに，口角鉤（こうかくこう）などを準備しておくことも重要です．これらの歯科的機材については，すべて，歯科医師が責任をもって準備すべきでしょう．警察官が，現場で，すべてを準備するという想定は非現実的です．

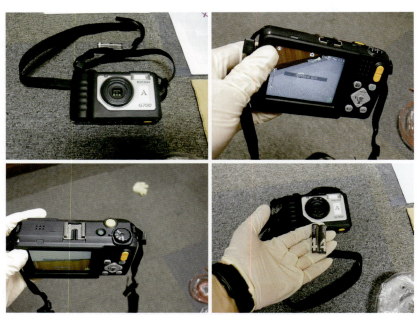

図10-5　防水・防塵・耐衝撃カメラ（震災後使用したリコーG700）
バッテリーが切れても乾電池（単4）でも運用できる．現在の製品はG800.

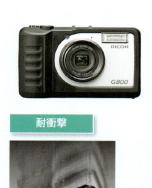
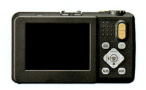

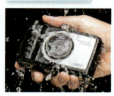
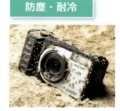
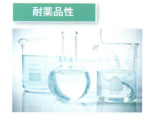

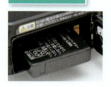

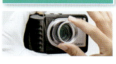

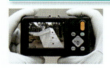

図10-6　リコーG800の特徴（リコーG800カタログより引用）

現場ノート：身元確認におけるデジカメは何がいい？

　遺体の顔貌撮影までは鑑識がこれを行います．しかし，通常はここまでです．そこで検死で歯科所見を撮影する場合に，口腔内の撮れるカメラが必要となります．

　遺体撮影という特殊な状況のなかで，カメラの具備すべき条件は，①防塵，防水，耐衝撃が基本，②マクロ撮影がスムーズに行える，③いざというときに乾電池でも使用可能なこと，④コンパクトであること，⑤できれば耐薬品であることです．

　これらの条件を満たすデジカメは，当時，リコーのG700しかありませんでした．このカメラは防塵，耐衝撃（2.0m落下試験クリア）のほかに耐冷（－10℃に耐えられる寒冷地仕様）であり，次亜塩素酸ナトリウムやエタノールでの消毒もできる耐薬品性を有しているので，汚染した場合に消毒がしやすいのが特徴となっているため，今回のような検死作業の適しています．電池がなくなったときには，市販の単4の乾電池2本で対応可能です．

　現在は後継機のG800があります．また，下のカタログにあるようなスポーツ向けの防水機能付の安価なカメラが利用できます．

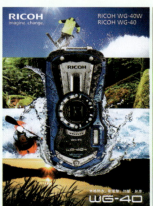
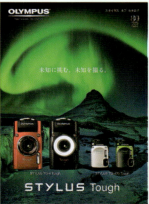

リコーWG-40とOLYMPAS STYLUS TOUGHのカタログ

3 撮影方法

遺体票を含めて7枚が基本

　口腔内写真は，遺体票（図10-7），顔貌，口腔内の正面観，左右側面観，上下咬合面観の7枚を基本とします（図10-8）．この場合も，遺体票などの撮影は警察が行っているので，省略できるという発想は避けるべきでしょう．なぜなら，災害時の混乱のなかで，警察との情報共有は実質上きわめて困難であるからです．歯科医師は，常に，撮影した写真がどの遺体のものなのか，後で判別できない可能性を想定すべきです．その意味で，「歯科医師が記録した情報の一貫性については，歯科医師自身が責任をもつ」という原則が最も重要です．

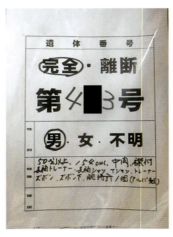

図10-7　遺体票
　遺体票の撮影がないと，後のデータと突合できない．撮った写真は身元確認に全く意味をなさないものになってしまうため，まず始めに遺体票の撮影が必要不可欠です．

咬合面は撮影用ミラーの使用

　ミラー撮影した場合は，ミラーで撮影したことが明確になるようにミラーの端も入れて撮影します．通常の臨床記録では，撮影の際に，ミラーの端を入れずに撮影し，画像も左右反転して保存することが多いと思われます．しかし，混乱する現場では，「ミラー撮影なのか？」，「すでに画像を左右反転しているのか？」など，不明になる場合もありますので，できるだけ不確定要因を排除する工夫が必要です．そのため，震災時には，画像に反転などの一切の加工を施さずに保存することにしました．

義歯や脱落歯の撮影

　義歯などがある場合は，それらも撮影します．咬合面と粘膜面の両方の撮影が不可欠です．これらの情報は，例えば，近隣の歯科医院への不明者の照会などに使用する場合もあります．さらに，脱落歯を撮影する場合は，その形態的な安定感から，近遠心面のみを撮影しがちですが，エックス線などの他の情報との突合のために，頰舌方向の撮影が重要になります（図10-9）．

※撮影日時は重要な情報
一般に，画像ファイル（jpeg）には，撮影日時の情報が記録されます．この撮影日時は，画像の整理のためにきわめて重要な情報になります．例えば，画像と遺体番号の対応関係が不明になった場合に威力を発揮します．このため，あらかじめカメラの内部の時計の時刻合わせを正確に行っておくことも大切です．

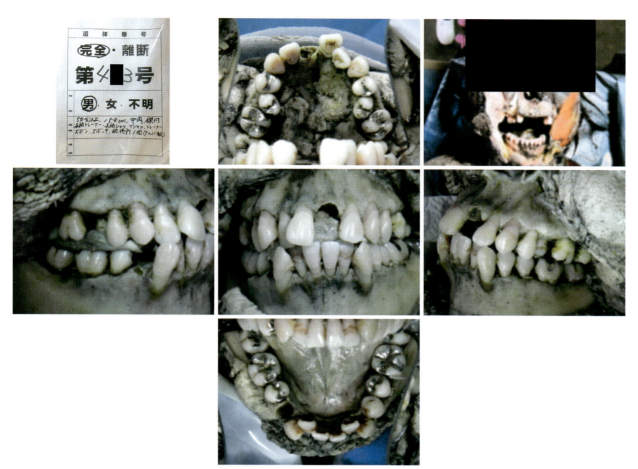

図10-8 口腔内写真
　口腔内写真は，遺体票，遺体の顔貌，口腔内の正面観，左右側面観，上下咬合面観で基本を7枚とする．その他義歯などは表裏を別途撮影（※この写真の例では，顔貌と口腔内は別遺体）．
（宮城県歯科医師会身元確認マニュアル第3版から引用改変）

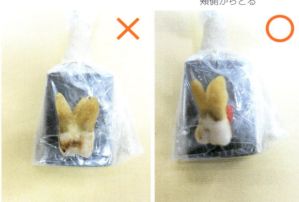

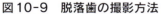

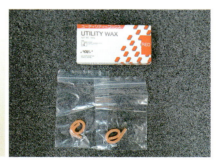

図10-9 脱落歯の撮影方法
　脱落歯についてもエックス線撮影することによって重要な鑑定資料となる．頰舌方向からエックス線が入射するように撮影することによって，臨床エックス線写真との比較が可能になる．

センサ上での歯の位置づけには，ユーティリティワックスが便利．

10 口腔内写真 | 71

身元確認活動

11 エックス線写真
～遺体の口内法撮影

1 客観的資料としてのエックス線写真の重要性

なぜエックス線写真が重要なのか？

　歯科エックス線写真は，わが国において年間，デジタル9,500枚，パノラマ1,140万枚，合計10,640万枚（1990年，丸山らの調査）以上撮影されており，治療の履歴があればほぼ確実に残されている貴重な客観的資料です．歯科エックス線写真は，①治療痕の形態的特徴（補綴物の形状や根管治療の状態など）のみならず，②歯科解剖学的な特徴（歯の形状と植立方向，歯根の形状，歯槽骨の状態など）を詳細に含んでいます．このため，主観的な記述よりも情報の信頼性が高く，治療痕が少ない場合も個人識別の決め手として利用できます．たった2枚の生前・死後のエックス線写真のペアによって，個人を識別できる場合もあるのです．

宮城県では何が難しかったのか？

　宮城県において，すべての遺体に対してエックス線撮影を実施する体制が整ったのは，5月に入ってからでした．それ以前は，基本的には，デンタルチャートによる記録のみを行っていました．しかし，発災後1か月以上の時間が経過すると，回収される遺体の損傷状況が高度になりました．このため，デンタルチャートに加えて，より客観的な資料が必要な状況になりました．

　理想的には，発災当初からエックス線写真撮影を実施すべきでした．しかし，①回収される遺体数が膨大であったこと（1日1,000体以上の遺体が収容された日もありました），②機材やノウハウが不足していたこと，③多数の検案所が広域に分散していたことなどの理由によって，初期からの組織的なエックス線撮影は断念せざるをえませんでした．このことは，大震災の教訓として明記すべきと痛感しています．

将来の災害に備えるために

　今後の災害対応では，できるだけ早期に，3種の情報収集（チャート，口腔内写真，エックス線写真の収集）を実現化することが望まれます．そのためには，資機材や施設などのハード面の準備と，訓練や警察との意思疎通などのソフト面の準備の両方を行っておく必要があります．「災害時には，このようなことをしなければならない」という大枠の理解を警察および歯科医師で共有しておくことが重要です．本章では，そのために参考になる事項について取りまとめておきます．

エックス線写真の重要性が証明された事例

　図11-1は，ある異同識別事例の照合・判定用紙です．この事例では，生前および死後の口腔内所見の比較から，「同一人である可能性は高い」という判定でした．これは5段階の類似度の判定基準では，上から2番目のレベルでした．その後，2 3の生前と死後のデ

ンタルエックス線写真が入手できましたので，これを対比したものが**図11-2**です．クラウンの形状，根管充填の状態，辺縁歯槽骨のレベル，根尖病巣の大きさ，上顎洞底の形状から総合的に判定して，きわめて類似性が高いことがわかります．この結果，判定は1段階格上げになり，「同一人として矛盾しない」と結論されました．

　図11-3は他の事例です．このケースでは，遺体の口腔内写真およびデンタルチャートの情報から，下顎前歯部に歯が4本しか存在せず，欠損空隙も存在しないことがわかっていました．該当候補者の生前のパノラマエックス線写真（**図11-4**）を入手したところ，同

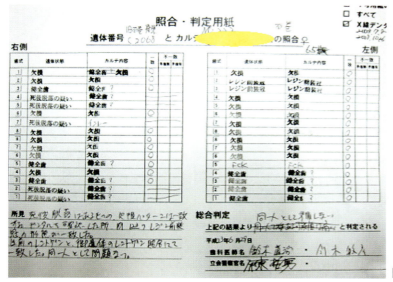

図11-1　エックス線写真で照合に至った例

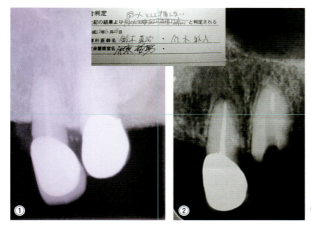

図11-2　エックス線写真で照合に至った例
①遺体情報，②生前情報．

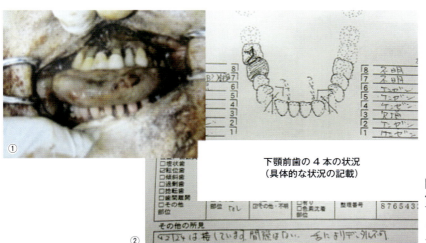

図11-3　①遺体口腔内写真，②遺体歯科記録表
下顎前歯の4本の状況（「4⏐2⏐2⏐4は接していて間隙はない」との記載がある）．

様の状況が観察されましたので，このことが照合・判定で決め手となりました．

図11-5は，無歯顎症例ですが，DNA型親子鑑定およびその他の状況から，同一人の可能性が高いということで，歯牙鑑定の依頼があったケースです．生前のパノラマエックス線写真（図11-6）と死後のデンタルエックス写真4枚（上下顎左右臼歯部：図11-7）が入手できましたので，この2つの比較を行いました．図11-8のように，骨梁の形状，骨密度，上顎洞底の形状，歯槽堤の高さ，下顎骨左側前歯部に存在する顆粒状の石灰化物などの状況から，歯科的には本人として矛盾のない症例であることがわかりました．このように，たとえ無歯顎症例であっても，エックス線写真が入手できる場合は，それが有力な資料になる可能性があります．このような認識のもとに，無歯顎の遺体についても，常にエックス線撮影を行っておくという意識が必要です．

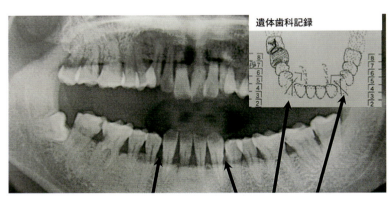

図11-4 生前のパノラマエックス線写真（2006年3月5日）
下顎前歯の欠損空隙のないことが照合で決めてとなる情報となった（矢印）．

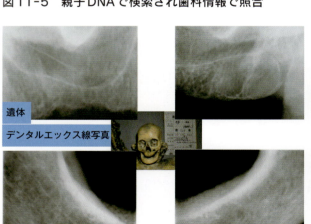

図11-5 親子DNAで検索され歯科情報で照合

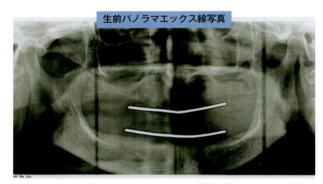

図11-6 生前パノラマエックス線写真

図11-7 遺体のデンタルエックス線写真

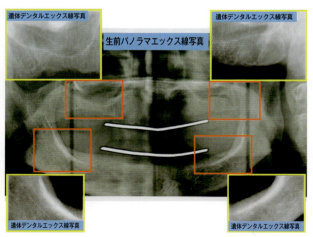

図11-8 生前パノラマエックス線写真と遺体のデンタルX線写真の比較

2 機材の選定

　大災害に対応可能な歯科用ポータブルエックス線撮影装置の選定は，簡単なように見えて，かなり難しい課題です．最も重要なことは，「警察歯科医のプロフェッショナルや情報技術に詳しい歯科医師など，特定の専門能力を有する人が使える機材ではなく，派遣された一般の歯科医師が事前知識なしで使用できる機材を選定すべきである」ということに尽きます．このことをより具体的にいうと，例えば，「年齢が60歳代で，パソコンの知識がなく，検視現場に初めて派遣される，一般開業医」という方が，現場で自ら無理なく操作できるということが必須条件です．この機材選定のハードルはきわめて高いということを理解することが重要です．

　宮城県では，このような観点から，「パソコンが付属しておらず，操作画面の字が大きく，複雑な操作が不要な，携帯性の高い機材」として，デキシコADX4000（**図11-9**）を選定し，最終的には4台を運用しました．

1チーム2人体制での運用

　検案所に派遣した歯科医師は，1チーム2人という構成でした．つまり2人だけで操作できるということが必須条件となりました．デキシコADX4000はデジタルセンサー，エックス線装置，モニター，画像処理機能が1台に搭載されているため，その運用も，センサーを遺体の口腔内に位置づける「センサー保持者」と本体の操作を行う「本体保持者」の2人体制の運用が可能でした．

　1チームに2人の歯科医師という構成は，今後とも最小限の単位であると思われます．もし，このチームに，技術者を加えることが可能であれば，パソコンが付属する高度な機材を活用できると考えられます．実際に，静岡県からは，そのような体制で参加して頂いたチームがありました．このような技術者を加えた体制の構築については，今後の課題であると思われます．

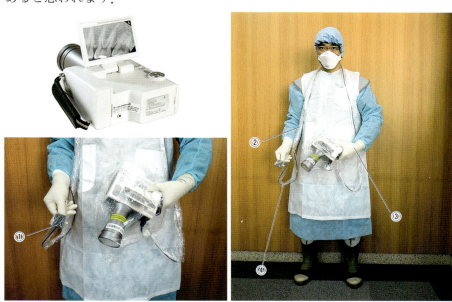

図11-9　デジカメのようなエックス線撮影装置（デキシコADX4000）
①イメージセンサー
②放射線防護ガウン
③放射線防護グローブ（放射線防護グローブを素手で装着すると後に汗で脱げなくなるので，まずラテックスのグローブをしてその上に防護グローブ，そして汚染防止のラテックスグローブをつける．つまり3重にする）
④汚染防止のスリーブ

機材の汚れへの対処

　発災後，時間の経過とともに，遺体の損傷が激しくなります．このため，現場で使用する機材の汚染防護についての対策が必須です．

　具体的には，センサー部分には専用のビニール製保護カバー，ケーブル部分には歯科用の感染防護スリーブ，本体は大きめのビニール袋でカバーしました．それぞれのカバーは，2重にしておき，検案所の現場で汚染された外側のカバーを外し，その場で廃棄してから機材を持ち帰りました．

予備バッテリーの準備

　本体のバッテリーがなくなる場合に備えて，予備バッテリーを必ずセット内に入れておく必要があります．念のために充電装置も加えておくとよいでしょう．

　2人の歯科医師は，汚染されたところを触ることができる不潔域担当（センサー保持者）と汚染されたところには触れない清潔域担当（本体保持者）に役割を分担することが必要です．なお，歯科医師にとってなじみのある口腔外科の清潔域・不潔域の概念は，患者さんの感染防止への配慮が念頭にありますが，そのような配慮は，遺体に対しては不要です．身元確認における清潔域・不潔域という概念は，操作者や機材の汚染を防止するという意味をもっています．

3 撮影方法

エックス線撮影時の注意点

　エックス線撮影を行う際のポイントを箇条書きでまとめておきます．

1. 原則としてすべての遺体についてエックス線撮影を行う
2. 遺体の撮影の前に必ず「区切りマーカー（ミラー，ピンセット，ハサミなどの金属物）」を撮影する
3. エックス線撮影機材の操作に2人の歯科医師が必要なため，現場の警察官に依頼して「エックス線撮影記録用紙（**図11-12**で後述）」を記入してもらう（撮影日時，遺体番号，撮影部位などを記入し，備考欄には修復物などを記入する）
4. 撮影したエックス線写真1枚ごとに記録用紙の行を変える
5. 撮影部位については，10枚法や14枚法などにこだわらずに，できるだけすべての部位を撮影する（センサーは縦でも横でも構わない）
   - 1遺体に対してできるだけ多くの部位を撮影（無歯顎も）
   - 修復物があればその部位を優先して撮影
   - 歯が脱落した部位については歯槽窩を撮影
   - 脱落した歯が発見された場合には，歯そのものも撮影（図10-9）
   - 遺体ごとに記録用紙は変更する

役割分担

　センサーとコーンを位置決めする**センサー保持者**（不潔域担当者）と，本体を持ちスイッチを操作する**本体保持者**（清潔域担当者）に役割分担して撮影を行います（**図11-10**）．

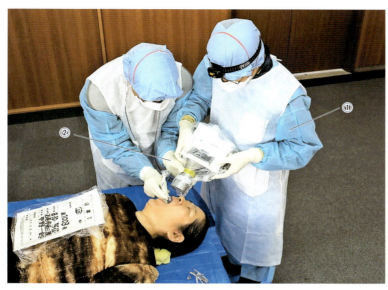

図11-10　役割分担
①本体保持者はエックス線スイッチを操作する．
②センサー保持者はエックスコーンを誘導して位置決めする（本体保持者からはセンサーの位置がわかりづらいため）．

マーカー

　最近のポータブルエックス線撮影装置は，患者の氏名，撮影条件，撮影部位などを登録できるものがほとんどです．しかし，このような登録操作を，混乱する現場で，しかも，機材に不慣れな歯科医師が行うことは，現実的に困難です．

　そこで，複数の遺体について撮影した画像を明確に区別するために，現場で入手できるピンセットやミラーなどの金属製品を「区切りマーカー」として用いました．つまり，1体目の遺体を撮影した後に，マーカーを撮影して，次の遺体の撮影に移るわけです．これによって，後に，エックス線写真の取り違えを防止することができます．このマーカー撮影は，無歯顎など，取り違えやすい症例では，特に有効となります（**図11-11**）．

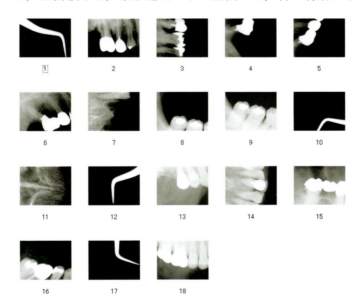

図11-11　マーカー撮影

4　エックス線撮影記録用紙

　どの部位を撮影したのかを，ダブルチェックしながら正確に記録するために，**図11-12**のような「エックス線撮影記録用紙」に日付や遺体番号などの必要事項に加えて撮影部位に○を付けて記録しました．これがないと，どの遺体のどこを何枚撮影したのかがわからなくなってしまいます．

X線撮影記録用紙（本日、_____枚目）

撮影日時： _____年___月___日　開始時刻___：___～終了時刻___：___
遺体安置所名　_____・_____・_____
本体担当者　　（氏名・所属）：_____
センサー担当者（氏名・所属）：_____
撮影機材：1号機・2号機・3号機・4号機・その他（_____）
遺体番号：_____
遺体の性別：　男　・　女　・　不明

※遺体ごとに、まずマーカーを撮影のこと。本用紙は『書類提出袋』に入れ、撮影機材ケースとともに返却。

画像枚数	撮影部位		照射時間	備考
	右上 87654321	12345678 左上		
	右下 87654321	12345678 左下		
	右上 87654321	12345678 左上		
	右下 87654321	12345678 左下		
	右上 87654321	12345678 左上		
	右下 87654321	12345678 左下		
	右上 87654321	12345678 左上		
	右下 87654321	12345678 左下		
	右上 87654321	12345678 左上		
	右下 87654321	12345678 左下		
	右上 87654321	12345678 左上		
	右下 87654321	12345678 左下		
	右上 87654321	12345678 左上		
	右下 87654321	12345678 左下		
	右上 87654321	12345678 左上		
	右下 87654321	12345678 左下		
	右上 87654321	12345678 左上		
	右下 87654321	12345678 左下		
	右上 87654321	12345678 左上		
	右下 87654321	12345678 左下		
	右上 87654321	12345678 左上		
	右下 87654321	12345678 左下		
	右上 87654321	12345678 左上		
	右下 87654321	12345678 左下		
	右上 87654321	12345678 左上		
	右下 87654321	12345678 左下		

図11-12　エックス線撮影記録用紙

X線撮影記録用紙（本日、＿＿1枚目） 　記載例

撮影日時：２０１１年＿5月＿15日　開始時刻 10：50～終了時刻 11：25
遺体安置所名：(旧石巻青果市場)・南三陸ベイサイドアリーナ・すぱーく気仙沼
本体担当者　　（氏名・所属）：江澤庸博　　宮城県歯科医師会
センサー担当者（氏名・所属）：柏崎　潤　　宮城県歯科医師会
撮影機材：１号機・(２号機)・３号機・４号機・その他（＿＿＿＿＿＿＿＿＿＿）
遺体番号（例：すぱ 555, 青果 C 2223 など）：青果 C2462＿
遺体の性別：　(男)　・　女　・　不明

※遺体ごとに、まずマーカーを撮影のこと。本用紙は『書類提出袋』に入れ、撮影機材ケースとともに返却。

画像枚数	撮影部位		照射時間	備考
1	右上 87654321	12345678 左上	0.4	ミラー
	右下 87654321	12345678 左下		
2	右上 87654321	12345678 左上	0.4	FMC
	右下 87654321	123４5６7８ 左下		
3	右上 87654321	123４5６78 左上	0.4	インレー
	右下 87654321	12345678 左下		
4	右上 8７６５4321	12345678 左上	0.4	FMC
	右下 87654321	12345678 左下		
5	右上 87654３２１	12345678 左上	0.5	レジン前装冠
	右下 87654321	12345678 左下		
	右上 87654321	12345678 左上		
	右下 87654321	12345678 左下		
	右上 87654321	12345678 左上		
	右下 87654321	12345678 左下		
	右上 87654321	12345678 左上		
	右下 87654321	12345678 左下		
	右上 87654321	12345678 左上		
	右下 87654321	12345678 左下		
	右上 87654321	12345678 左上		
	右下 87654321	12345678 左下		
	右上 87654321	12345678 左上		
	右下 87654321	12345678 左下		
	右上 87654321	12345678 左上		
	右下 87654321	12345678 左下		
	右上 87654321	12345678 左上		
	右下 87654321	12345678 左下		

5 エックス線防護

　ポータブルエックス線撮影装置を使用するために，エックス線に対する防護が必要になります．基本的には，通常の診療で行っているエックス線防護と同様の対処が必要になります．具体的には，エックス線防護エプロン，エックス線防護手袋，エックス線防護衝立を用意して現場に持参しました．このうち，エックス線防護衝立については，持ち運びに不便なこともあり，実際には，現場の必要性に応じて使用しました（図11-13）．

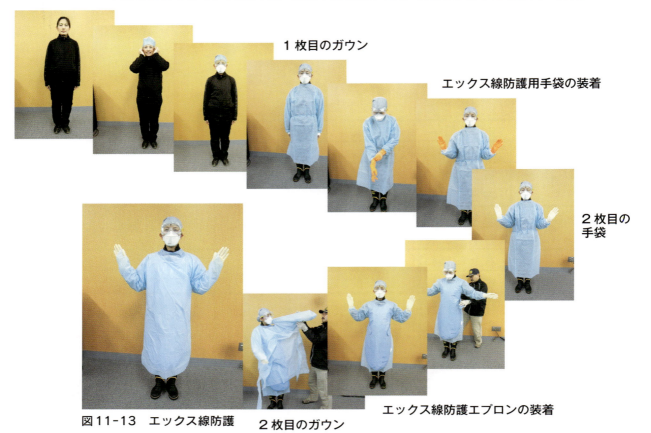

図11-13　エックス線防護

エックス線防護エプロン

　エックス線防護エプロンには，我々が診療所でよく使う前掛けタイプのものと，着用タイプのものがあります．検案所で歯科エックス線撮影を行う場合は，遺体に対して前傾姿勢になることが多いので，しっかり背面で合わせて着用するタイプのものを選びました（図11-14）．

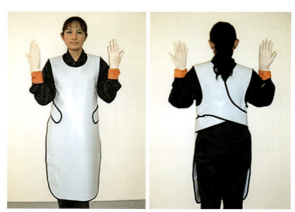

図11-14　エックス線防護エプロン
前掛けタイプよりも着用タイプのほうが作業がしやすい．

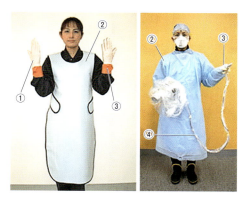

図11-15　エックス線防護エプロン
①ディスポーザブルの手袋
②エックス線防護エプロン（右：ディスポーザブルガウンの下に着用）
③エックス線防護手袋
④汚染防止のスリーブ

エックス線防護手袋

　エックス線防護手袋には，薄手防護手袋と手術用の厚手防護手袋があります．指先の細かい作業が必要なため，指先の感覚に配慮した薄手の防護手袋（鉛当量0.016mmP-b/50kV，厚さ0.22mm）を選びました（**図11-16**）．この薄手のエックス線防護手袋は，着脱時に汗で肌に張り付き，破れてしまうことがありました．そこで破損防止のために，汗止めのベビーパウダー（タルカムパウダー）を使用するとともに，ディスポーザブル手袋を着用してから，エックス線防護手袋を着用するようにしました．また，エックス線防護手袋は，台所用ゴム手袋に似ていたため，簡単に捨てられてしまうというトラブルがありました．実際には，価格が数万円台と高価なため，注意が必要です．

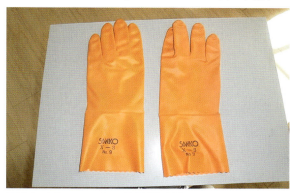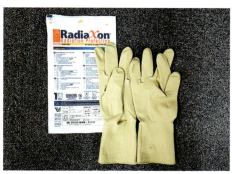

図11-16　エックス線防護手袋

6 汚染防護

　歯科検死標準機材としてパッケージ化され，検案所の現場で運用される資機材については，すべて汚染防護を徹底しました．具体的なポイントは次のとおりです．

- センサー保持者および本体保持者は，エックス線防護エプロンの上に汚染防止のディスポーザブルのガウンを着用した（**図11-17～20**）．
- ポータブルエックス線撮影装置については，すでに説明したように，装置本体をビニール袋でカバーするとともに，センサーおよびケーブルについても，ビニール製センサー

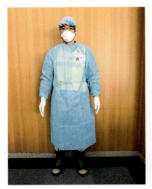
図11-17　1枚目のディスポーザブルガウン

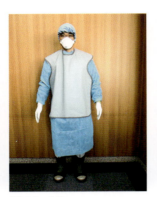
図11-18

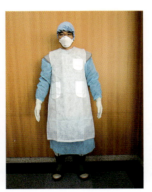
図11-19

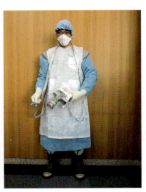
図11-20

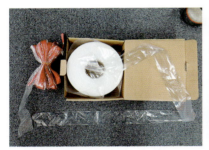
図11-21　汚染防止用スリーブ

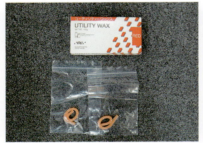
図11-22　脱落した歯を臨床所見と同じく頬舌方向で撮影するために使用する歯の位置を決めるためのユーティリティワックス

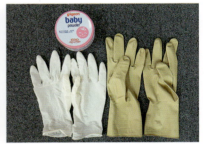
図11-23　ディスポーザブル手袋とエックス線防護手袋

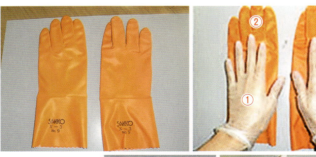
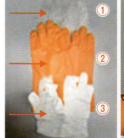
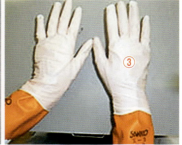

図11-24　エックス線防護手袋（3枚重ねて装着）
1枚目：ディスポーザブル手袋（汗で着脱時の破損防止）
2枚目：エックス線防護手袋
3枚目：ディスポーザブル手袋（防護手袋の汚染防止）

カバーおよびスリーブによって汚れないように工夫した（**図11-21**）．
- 同様に，エックス線防護手袋の上にも，汚染防止のディスポーザブル手袋を重ねて着用した（**図11-24**）．

以上のエックス線防護と汚染防護を併せた服装や装備の全体像は，**図11-9**にまとまっています．

7 エックス線写真のデータベース化

歯科検死標準機材パッケージの運用により，デンタルチャート，口腔内写真，エックス線写真は，その日のうちに警察本部に回収されました．夜のうちに，これらを整理して，サーバーに保存しました．特に，エックス線写真については，エックス線撮影記録用と実際のデータを見比べながら，遺体ごとにフォルダーを分けて整理することにしました．その際，前述した区切りマーカーによって，エックス線写真の取り違えがないように注意をする必要があります．

なお，東日本大震災の当時は，ADX4000は，画像の保存形式はビットマップ形式（BMP）に限定されていました．ビットマップ形式では撮影日時の情報を保存できないので，画像がどの遺体のものかを判断する際に，時刻情報を用いることができず，たいへん苦労しました．しかし，現在のバージョンのADX4000では，JPEG形式（JPG）での画像保存が可能ですので，撮影時刻の情報を活用して，より簡単に，画像を遺体ごとに整理することが可能です．また，エックス線写真には，その撮影部位の歯式（例えば，「遺体番号_左上123」など）をファイル名に付与して，わかりやすく記録しました．ただし，この作業は，思いのほか時間を要しました．

図11-25に，サーバーに取り込んだ画像データを整理する作業の途中の画面を示します．最終的には，**図11-26**に示したように，遺体ごとに，①デンタルチャート（PDFなど），②口腔内写真（JPEG など），③エックス線写真（JPEG など）をまとめて，遺体番号を付与したフォルダーに保存しておくと便利です．より進んだ考え方として，データベースソフトウェアを利用する方法もありますが，使用方法が特殊ですので注意が必要です．一般の警察官との共同作業を想定すると，比較的初歩的なPCの知識のみで，運用が可能な，ある意味で，レトロな方法を採用すべきです．

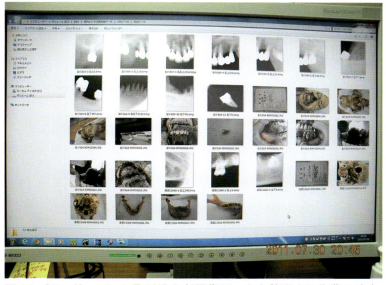

図11-25　サーバーに取り込んだ画像データを整理する作業の途中の画面

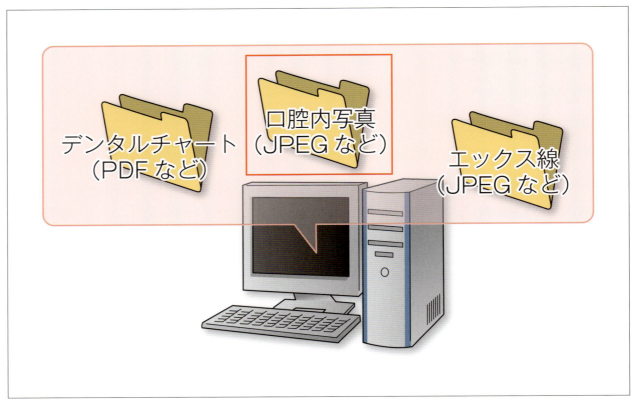

図11-26 遺体ごとのデータの整理（①デンタルチャート（PDFなど），②口腔内写真（JPEGなど），③エックス線写真（JPEGなど））

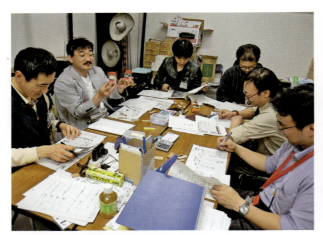

図11-27 身元確認班が照合を行っている

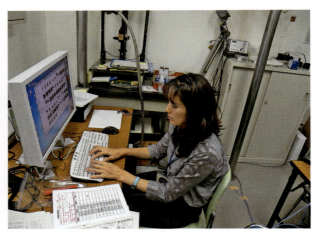

図11-28 画像データを整理している

現場ノート：連絡調整の基本とは何？

8月から，日歯からの応援がなくなってからは遺体がいつどの程度発見されるかわからない中，歯科医師会内の検死協力医である先生方の検死参加可能日と検死場所への配置は連絡調整員の連絡なくしては成り立ちませんでした．この準備のため，会員が参加できる日にちをひと月ごとに表にしてまとめ，携帯電話を記載したリストを作成して，この情報を事務局，身元確認班，県警が共有していました．

連絡調整員の条件

連絡調整員は具体的には歯科医師会事務局員がこの役目をすることになります．この連絡調整員は歯科医師会組織を理解していることが絶対条件であり，歯科医師会会員の名前と顔，および状況を把握していて，事務局内の幹部（上層部）と意見交換ができる地位であることが理想です．また，クッション言葉を使用でき，基本的な接遇が身についていて普通に「会話」ができる存在でなければなりません．今回一番活躍した宮歯職員のSさんは年齢59歳で宮歯事務局員のなかで最も勤続年数が長く，「相談役」という役職にありました．県警からの要請がいつ来てもよいように歯科医師会が休日のときも検死協力医の名簿を持ち歩き，携帯電話は常に身元確認班とつながる状況にありました．

このような経験から連絡調整員の理想的条件は
◎会員の状況をよく知っている事務局員である
◎事務局及び歯科医師会上層部の状況を把握し，意見を述べられる立場であること
◎年齢45〜59程度で人としての完成度も高い
◎家庭をだれかに任せられる環境であること
◎パソコンによるメール，データのやりとりができる

「調整」とは？

人や組織により多くの人脈をもっていれば調整範囲は広がる．言い換えると「人脈の多さと調整範囲はほぼ比例する！」ということができます．

近しい関係であるほど調整は難しい！

災害時に自分の家族，診療室の仕事とのバランスをどうとるかは対外的な組織間の調整を行う前の重要事項です．このベースとなる調整がうまくできないと対外的行動はできません！連絡調整にあたる者は家族や自院のスタッフに自分の置かれている役割といざと言うときの行動の理解を得ておくことが重要です．

人脈の多さ ≒ 調整範囲

現場ノート：行動記録と名刺管理

班長が行っていることは班員全員が把握できるようメーリングリスト上にできるだけ報告しておきます．これは後の記録ともなります．もし，停電やネット環境が整わない場合はノートなどに日記のように行ったこと，行動，会話などを後にわかるように端的になるべく「客観的」に記録しておきます．

また，名刺交換した場合は名刺に日時を記録してこのノートに貼っておきます．多くの人と面会してもらった名刺のみを束ねたりしておくと，どこで交換したかわからなくなってしまうからです．

また，行動記録用のデジタルカメラを常に持ち歩き，意識的に行動場面ごとに撮影しておきます．訪問先の看板の入った入口，全景を意識的に撮影しておきます．

現代のデジカメは日時や場所まで特定できる機能があり，記録としては最高のツールです．

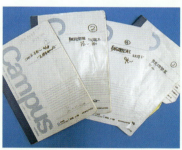

名刺などを貼ったノート

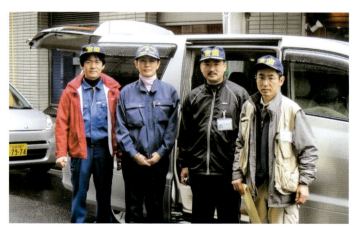

身元確認チーム

12 生前資料の収集
～生前資料をどう読むか

1 生前情報の種類と入手方法

　これまで，遺体の情報をいかにして収集・整理するかという点について説明してきました．検案所に存在する遺体から，歯科情報を集約する作業は，多数の関係者の協力が不可欠な，きわめて手間のかかる作業です．宮城県では，このような遺体情報として，約5,000件の記録が保管されています．

　その一方で，生前の情報についても，同様の規模で収集・分析を行いましたが，このことについては，あまり報告されていません．生前情報の収集・分析は，どちらかというと裏方の作業ですが，実は，この作業も数か月単位の時間と膨大な労力を必要とします．そもそも，数千名規模の行方不明者の生前資料（カルテ，エックス線写真，レセプト等）を，かかりつけ歯科医院から集める作業自体が，きわめて困難であることは容易に想像できます．

　この生前資料の収集ルートについては，東日本大震災では，次のようなパターンがありました．

①行方不明者の家族・知人などの関係者が，歯科医院からカルテ等を入手して警察に提出したケース（全体の1割程度）

②被災地の歯科医師が，行方不明者のリストを見て，自主的に警察に届け出たケース（全体の1割程度）

③警察が，歯科医院に依頼して行方不明者のカルテ等を収集したケース（全体の6割程度）

④警察が，国民健康保険団体連合会，社会保険診療報酬支払基金などに相談して，行方不明者のレセプトを入手したケース（全体の2割程度）

　なお，レセプトの活用については，震災当時，2011年（平成23年）4月11日に厚生労働省の事務連絡「東日本大震災による死亡者の身元の確認のための診療報酬明細書（歯科）の第三者提供について」（図12-1）が発出され，身元確認活動の助けとなりました．ただし，大きく被災した自治体にあっては，レセプトの提供にかなりの時間を要することもありました．

事　務　連　絡
平成２３年４月１１日

都道府県国民健康保険主管課（部）
都道府県後期高齢者医療主管課（部）
都道府県後期高齢者医療広域連合事務局
御中

厚生労働省保険局国民健康保険課
厚生労働省保険局高齢者医療課

東日本大震災による死亡者の身元の確認のための
診療報酬明細書（歯科）の第三者提供について

東日本大震災による死亡者の身元の確認のため、警察当局又は地方公共団体から保険者に対して診療報酬明細書（歯科）の提供を求められることがありますが、下記の点に留意の上、提供して差し支えないので、貴管内保険者等への周知等、特段のご配慮をお願いします。

記

１．提供対象者の同意について

個人情報保護法（平成１５年法律第５７号）第２３条第１項では、「生存する個人に関する情報」の取扱いとして、

・「法令に基づく場合」（第１号）
・「人の生命、身体又は財産の保護のために必要がある場合であって、本人の同意を得ることが困難であるとき」（第２号）
・「国の機関若しくは地方公共団体又はその委託を受けた者が法令の定める事務を遂行することに対して協力する必要がある場合であって、本人の同意を得ることにより当該事務の遂行に支障を及ぼすおそれがあるとき」（第４号）

等は、本人の同意を得ないで個人情報を第三者に提供することを可能としているところである。

したがって、警察当局又は地方公共団体からの死亡者の身元確認のための照会が現に生存している者の診療報酬明細書（歯科）に関するものであるか否か判断ができない場合であっても、上記の個人情報保護法の適用除外事由に該当する場合には、提供することが適当と考えられること。

なお、照会については、適切に照会先機関の確認を行うことにより、電子メール等による対応を行うことも可能であること。

２．照会への対応状況の記録

診療報酬明細書（歯科）の提供先機関、提供年月日、提供情報の概要等について、記録すること。

＜参照条文＞

○個人情報の保護に関する法律（平成十五年法律第五十七号）（抄）

（第三者提供の制限）

第二十三条　個人情報取扱事業者は、次に掲げる場合を除くほか、あらかじめ本人の同意を得ないで、個人データを第三者に提供してはならない。

一　法令に基づく場合
二　人の生命、身体又は財産の保護のために必要がある場合であって、本人の同意を得ることが困難であるとき。
三　公衆衛生の向上又は児童の健全な育成の推進のために特に必要がある場合であって、本人の同意を得ることが困難であるとき。
四　国の機関若しくは地方公共団体又はその委託を受けた者が法令の定める事務を遂行することに対して協力する必要がある場合であって、本人の同意を得ることにより当該事務の遂行に支障を及ぼすおそれがあるとき。

２～５　（略）

図12-1　平成23年4月11日付厚生労働省事務連絡「東日本大震災による死亡者の身元の確認のための診療報酬明細書（歯科）の第三者提供について」

2 生前情報の分析と取りまとめ

このように集められた生前情報の分析の作業は，宮城県では，通称「カルテ起こし」と呼ばれ，照合の前段階として重要な作業でした．以下に，ポイントをまとめておきます．

・カルテ（1号用紙，2号用紙）については，最新の2号用紙から時間をさかのぼって初診時の1号用紙まで読み，その治療経過から行方不明時点の口腔状態を推測します．この口腔状態を，後述する「照合・判定用紙」の「カルテ内容」欄に記載します．なお，本来であれば，生前のデンタルチャートに記載すべきですが，震災当時は，作業の効率化のために，直接，「照合・判定用紙」に記載することとしました（**図12-2**）．

・その他の特徴所見についても，気がついたことを「照合・判定用紙」に記載します（**図12-3**）．エックス線写真や口腔内写真等が入手できている場合は，その旨も明記します．

・レセプトについては，カルテと比較して大幅に情報量が少ないことに注意が必要です（**図12-4**）．レセプトから間接的に読み解けることについても，できるだけていねいに記載します．例えば，全体のP病名から，現在歯と欠損歯がわかるので，これも重要な情報となります（**図12-5**）．

・たとえ，詳細なカルテやレセプトなどが入手できなくとも，診療メモやエックス線写真など，多様な情報を総合して，わかる範囲で「照合・判定用紙」に記載します（**図12-6**）．

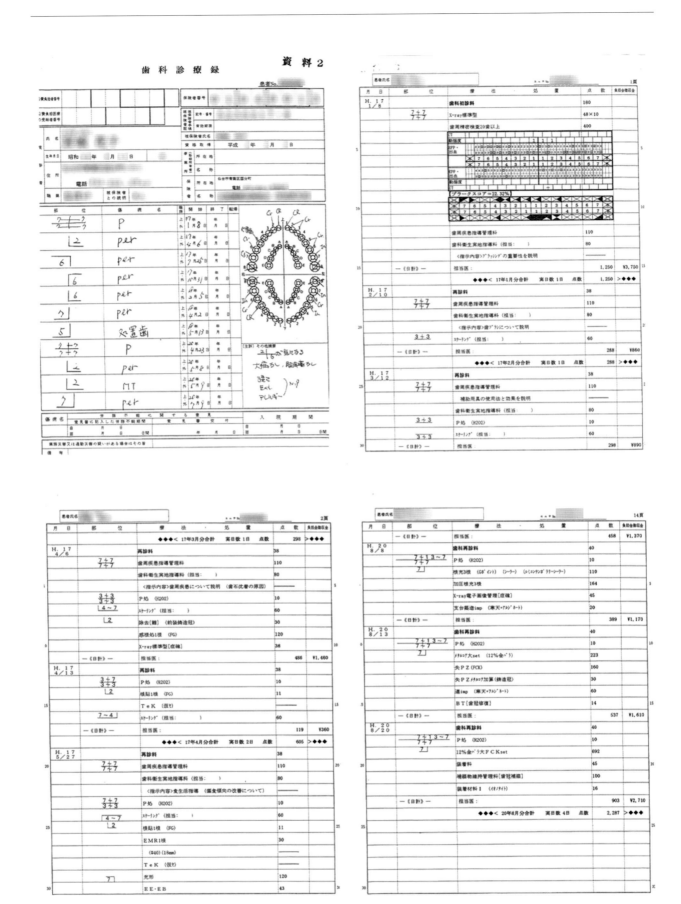

図12-2 カルテ1号用紙・2号用紙（宮城県歯科医師会身元確認研修会用模擬カルテ）

カルテからの記載

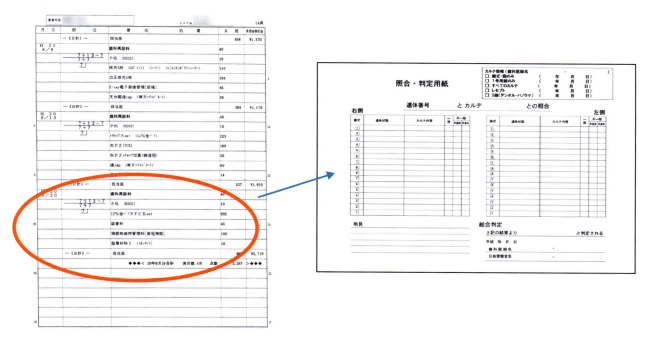

図12-3
一番最後の治療部位の情報から照合判定用紙に転記していく（カルテ起こし）．

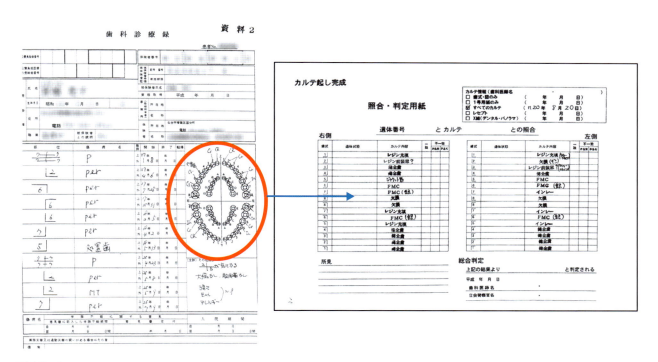

図12-4
2号用紙の転記が終了したら最後に1号用紙の初診の口腔内状態を転記して完成させる．

レセプトからの記録

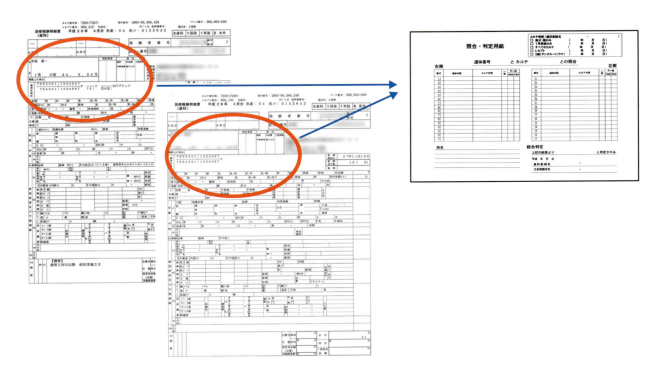

図12-5
レセプト情報から照合判定用紙に転記する．P病名は「歯牙あり」となり，レセプトにない部位は「情報なし」とする．

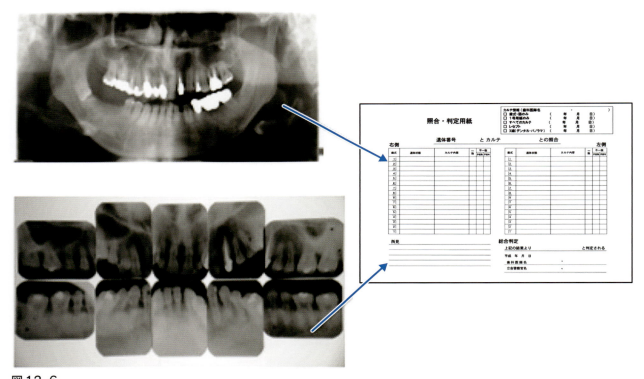

図12-6
エックス線のみしかないときはわかる範囲で転記する．判定用紙にエックス線からの転記と記載しておくことが重要である．

- 用語については,保険用語ではなく,遺体の記録に用いた「歯科記録用紙」に記載してある身元確認向けの用語を使用します.

3 その他の資料からの身元確認情報の抽出

エックス線や記憶によるメモ等のみしかないときはわかる範囲で転記していきます.判定用紙にエックス線からの転記と記載しておくことが重要です(**図12-6**).

現場ノート:「カルテ起こし」って何?

収集された生前の歯科情報であるカルテを,最新の記載状況から最後は1号用紙までさかのぼって照合判定用紙のそれぞれの歯式欄に治療状況を基本用語として記入していくことを「カルテ起こし」といっています.

カルテが長期間にわたるものですと,かなりの時間を費やす根気のいる仕事です.カルテ起こし,照合判定とも誤記や判定の間違いを防ぐため2名の歯科医師でこの作業を行いました.

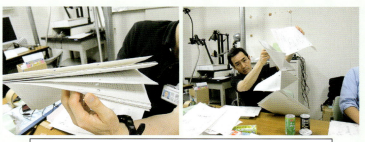

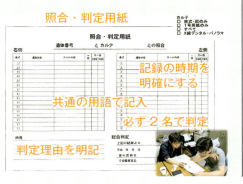

13 照　合
～異同識別について

1 照合とは

これまで，身元不明遺体の歯科情報の収集方法および行方不明者の生前歯科情報の分析方法について説明しました．通常は，これらの歯科情報に基づいて，身元不明遺体および行方不明者の大まかな突き合わせを行い，一致する可能性のある身元不明遺体および行方不明者の候補ペアが絞り込まれていきます．なお，この候補ペアの絞り込みについては，いくつかの異なるルートがあります．具体的には，①後述するスクリーニングソフトウェアを用いて候補者が絞り込まれるケース，②人相，着衣，所持品，DNA型親子鑑定等から対象者がピックアップされるケース，③検案所等の現場から確認要請の形で候補者があがってくるケースなどがあります．

いずれにせよ何らかの方法で，身元不明遺体とその該当候補となる行方不明者が見つかった場合，それらの異同識別を行うために，歯科情報の突き合わせ（照合）が必要になります．この目的のために，**図13-1**の照合・判定用紙を用います．

照合・判定用紙

カルテ情報（歯科医師名　　　　・　　　　）
□ 歯式・図のみ　（　年　月　日）
□ 1号用紙のみ　（　年　月　日）
□ すべてのカルテ　（　年　月　日）
□ レセプト　（　年　月　日）
□ X線（デンタル・パノラマ）　（　年　月　日）

遺体番号　　　　と カルテ　　　　との照合

右側

歯式	遺体状態	カルテ内容	一致	不一致 矛盾無	不一致 矛盾有
1┘					
2┘					
3┘					
4┘					
5┘					
6┘					
7┘					
8┘					
8┐					
7┐					
6┐					
5┐					
4┐					
3┐					
2┐					
1┐					

左側

歯式	遺体状態	カルテ内容	一致	不一致 矛盾無	不一致 矛盾有
└1					
└2					
└3					
└4					
└5					
└6					
└7					
└8					
┌8					
┌7					
┌6					
┌5					
┌4					
┌3					
┌2					
┌1					

所見

総合判定
上記の結果より　　　　と判定される
平成　年　月　日
歯科医師名　　　　・
立会警察官名　　　　・

JDG20130208

図13-1　照合・判定用紙

2 各歯の一致・不一致の判定

まず，各歯について生前所見および死後所見の「一致・不一致」の判定を行い，「照合・判定用紙」の各行に記入します．具体的には，次のような手順になります．

- 遺体の情報を「歯科記録用紙（デンタルチャート）」から「照合・判定用紙」の「遺体状態」欄に転記します．その際に，誤りを防ぐために，歯科医師が2人1組となって互いに確認しつつ記入します．
- 一方，生前情報については，「照合・判定用紙」の「カルテ内容」欄に記入しますが，この要領については，すでに12章で述べました．
- 最後に，各歯の「一致・不一致（矛盾無，矛盾有）」の欄に判定結果を○印で記載します．これについても2人1組で確認しながら判定します．なお，その際に，「カルテ内容」より「遺体状態」のほうが経時的に新しい情報であることに注意しながら，矛盾の有無を判定します．例えば，インレーなどの修復補綴物については，生前より死後のほうが，修復部位が拡大している場合は矛盾がないことになります．同様に，生前のインレーが，死後にFMCに変化していた場合も，所見は不一致となりますが，矛盾はありません（**図13-2**）．しかし，この変化が逆行した場合は，最終判断に影響を与える重要な矛盾点となります．

照合・判定用紙

カルテ情報（歯科医師名 鈴木道治 ・ 千葉宏 ）
- ☐ 歯式・図のみ （ 年 月 日）
- ☐ 1号用紙のみ （ 年 月 日）
- ☑ すべてのカルテ （ 2007 年 3 月 5 日）
- ☐ レセプト （ 年 月 日）
- ☐ X線（デンタル・パノラマ） （ 年 月 日）

遺体番号 G1 と カルテ 宮城仙太 との照合

右側

歯式	遺体状態	カルテ内容	一致	不一致 矛盾無	不一致 矛盾有
1┘	レジン前装冠	レジン前装冠	○		
2┘	レジン充填(BM)	レジン充填(BML)	○		
3┘	健全歯	健全歯	○		
4┘	アマルガム充填(O)	アマルガム充填	○		
5┘	C2(O)	健全歯		○	
6┘	インレー(OP金)	インレー(OP金)	○		
7┘	インレー(OP金)	インレー(OP金)	○		
8┘	欠損	欠損	○		
8┐	健全歯	健全歯	○		
7┐	欠損 ┐PD	欠損 ┐PD	○		
6┐	欠損 ┘	欠損 ┘	○		
5┐	健全歯	健全歯	○		
4┐	健全歯	健全歯	○		
3┐	健全歯	レジン充填(BM)			○
2┐	健全歯	レジン充填(BD)			○
1┐	健全歯	健全歯	○		

左側

歯式	遺体状態	カルテ内容	一致	不一致 矛盾無	不一致 矛盾有
└1	レジン前装冠	レジン充填(BM,BD)		○	
└2	レジン前装冠	レジン充填(BM,BD)		○	
└3	健全歯	健全歯	○		
└4	アマルガム充填(O)	アマルガム充填	○		
└5	FMC(銀) ┐	FMC(銀) ┐	○		
└6	欠損(ポンティック レジン前装) ├Br	欠損(ポンティック レジン前装) ├Br	○		
└7	FMC(銀) ┘	FMC(銀) ┘	○		
└8	欠損	欠損	○		
┌8	欠損	欠損	○		
┌7	セメント充填？	健全歯		○	
┌6	FMC(銀)	FMC(銀)	○		
┌5	インレー(OM銀)	健全歯		○	
┌4	健全歯	健全歯	○		
┌3	健全歯	健全歯	○		
┌2	死後脱落の疑い	健全歯	―	―	―
┌1	健全歯	健全歯	○		

所見

32歯中一致は24歯、不一致で矛盾なしは5歯、不一致で矛盾ありは2歯である。また判定不能は1歯である。レジン充填が、遺体で健全歯と判定される事（「矛盾あり」）はあり得る。左上のブリッジ部位と右下第1第臼歯、第2大臼歯が欠損し一致している事は同一人として矛盾しないと考えられる。

総合判定

上記の結果より 同一人として矛盾しない と判定される

平成23年6月12日

歯科医師名 江澤庸博 ・ 柏﨑潤

立会警察官名 伊東哲男 ・

JDG20130208

図13-2 照合・判定用紙の記入例

3 総合判定

　各歯の「一致・不一致」の判断結果から，最終的に総合判定を行います．その際に，判定の根拠となる客観的な事実を「所見」欄にていねいに記載することが重要です．

「所見」欄の記載例

　『32歯のうち一致は24歯，不一致で矛盾なしは5歯，不一致で矛盾ありは2歯である．また，判定不能は1歯である．レジン充填が遺体で健全歯と判定されること（「矛盾あり」）はありうる．また，左上のブリッジ部位と右下第一大臼歯，第二大臼歯の欠損も一致している』

「総合判定」欄の記載例

　『上記の結果より「同一人として矛盾しない」と判定される』
　なお，総合判定に使用する判定文としては，以下の6レベルとしました．
　1．同一人として矛盾しない（95％以上可能性）
　2．同一人である可能性は高い（60〜95％の可能性）
　3．同一人である可能性を否定できない（40〜60％の可能性）
　4．同一人である可能性は低い（40％以下の可能性）
　5．同一人ではない
　6．以上の所見からは判定不能である
　ここで，「％」の表記は，定量的な指標というわけではなく，あくまで，わかりやすいイメージとして補助的に表示しています．

4 留意すべきポイント

　最後に，「照合・判定用紙」に記載にあたっての留意点をあげておきます．
- 歯牙鑑定は，個人識別のための有力なエビデンスとなりますが，歯牙鑑定のみを理由として個人の特定に至るわけではなく，最終的には，警察が，多様な情報を総合的に勘案して身元確認を行います．「歯ですべてを確定する」というよりも，「警察による最終判断のために役に立つ情報を提供する」という姿勢が重要です．
- このような意味合いを考慮して，歯牙鑑定の判定は，たとえ「同一人物に間違いない」と思える場合でも，「同一人として矛盾しない」という程度として，過度な断定を誘導しないという含みを残した表現にしています．
- 判定に際しては，たとえ同一人であっても，生前記録と死後記録が完全に一致しない場合があることに注意すべきです．例えば，生前と死後で，経時的変化が大きい場合もありますし，保険外の治療については，そもそもレセコンに情報が入力されていないことがあります．生前と死後の変化については，多様なケースが存在することを十分に理解しておく必要があります．
- 生前および死後の情報に，所見の誤りや記入ミスが含まれる可能性があります．例えば，同一人であっても，生前のチャートが欠損となっている部位に対して，死後記録で歯が存在すると記録されている場合がありました．この場合，インプラントを用いた審美的修復が行われていたために，遺体の所見を見誤った可能性も考えられます．また，死後記録が健全歯である部位に対して，生前記録がレジン充填，フルベイクの

メタルボンドクラウン，ジャケット冠などとなっていることはよくあることでした．さらに，見誤りではありませんが，生前記録における4/5冠が，死後記録でインレーであることもしばしば見受けられました．

- エックス線写真などの客観的資料は，きわめて重要です．生前および死後の2枚のエックス線写真のみから同一人という判定が可能な場合もあります．いずれにしても，限られた情報から判定するのは困難なことが多いので，チャート，エックス線写真，口腔内写真，模型，技工指示書など多種類の客観的資料から判定を行うよう心がけます．

現場ノート：照合と判定基準

照合は，照合用紙にカルテ内容をカルテ起こしした内容を記載し，さらにチャートから遺体状況を転記します．その後，両者が一致すれば○を付け，不一致でも時系列で矛盾がなければ矛盾なしの○を付けます．

たとえば，カルテ内容でインレーであった部位が遺体でクラウンになっているのは一致しないが，矛盾はないということになります．

残存歯すべてにこの判定を行い，総合判定を行います．その規準が右記の6項目です．

法医学の分野では「間違いない」といい切ることは経験上，行わず，最高レベルでも1．のようないい方にとどめています．

元々は，「同一人である可能性はきわめて高い」や「同一人である可能性はきわめて低い」などを入れての8項目で判定していましたが，判定を実際に進めていくなかでこの2項目は削除されて，現在の6項目に落ち着きました．

判定に使用する用語
1. 同一人として矛盾しない（95％以上）
2. 同一人である可能性は高い（60〜95％の可能性）
3. 同一人である可能性を否定できない（40〜60％の可能性）
4. 同一人である可能性は低い（40％以下の可能性）
5. 同一人ではない（0％）
6. 以上の所見からは，判定不能である

％はあくまで目安です．

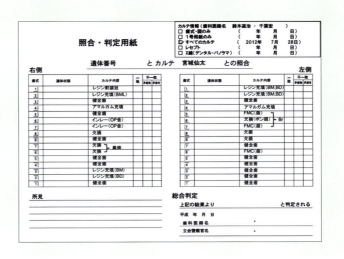

身元確認活動
14 情報技術の活用

1 資機材をいかにして準備するか

　震災当時，最も困ったことの一つとして，各種資機材をそろえるための資金の捻出があげられます．そもそも，大規模な災害における歯科的個人識別の有効性は不明な状況でしたし，何を準備すればよいかということもあらかじめわかっているわけではありませんでした．情報技術についていえば，今になってみれば，その重要性は認識されていますが，発災当時は，それが必要なのかどうかについてさえ，全くわかりませんでした．つまり，現場での日々の試行錯誤のなかで，必要なものを揃えていったというのが正直なところです．そのような状況で，歯による身元確認のための資機材を準備していくことは，次のような意味で非常な困難を伴います．

- 災害時に歯科的な個人識別を遂行するための予算は，通常は，存在しません．各県では，現時点でも，そのような特別な予算措置は存在しない可能性が非常に高い状況です．
- そのため，具体的に，災害が起こって，明日から体制を組もうとする場合，初動体制の組織構築にかなりの労力を要することはもちろんですが，実は，資機材をどうするかということも，きわめて難しい課題になります．エックス線装置はどこから調達するか？防護関係の装備はどうやって入手するか？コンピュータ，プリンタ，ドキュメントスキャナ，エックス線フィルムスキャナ，バックアップ装置，ネットワーク機器，携帯PC端末，デジカメなどの**情報機器の予算はどこから捻出するか？**など，現実的にはとても重要な問題となります．特に，**情報機器については，高額である場合が多く，十分に留意しておくべきでしょう．**
- 以上のような未知の環境下での新たな資機材の準備については，警察の経常的な予算には存在しません．また，緊急時に，歯科医師会が必ずしも警察の意思決定に深く関与できるわけではありません．つまり現場の人間が「買ってほしい」という要望を出しても，その装備の重要性が必ずしも組織に浸透していない状況で，要望が通ることはないと考えるべきでしょう．警察と現場レベル（県警刑事部鑑識課と県歯科医師会身元確認班のレベル）でよい関係が構築されていても，このことは，難しい課題です．また，歯科医師会にとっても，自らの会員が被災するなかで，そのような特殊な予算措置を行うことは，現実的ではないと，現場では認識しておく必要があります．
- このことを解決するためには，やはり，平時から県警および日歯・県歯の意思決定層が，緊急時に自由度の高い予算措置について，検討・準備しておく必要があります．**我々の経験上，緊急時の資機材をあらかじめ準備しておくこともある程度重要ですが，それよりもむしろ，緊急時に現場で裁量できる資金があるほうが，はるかに役に立ちます．**というのは，災害の状況はあらかじめ予想できるわけではありませんので，状況に応じて必要となる資機材も変わってくるからです．また，エックス線装置や情報機器については，技術の進歩が激しいので，あらかじめ準備しておいても，いざというときに時代遅れになっている可能性が高いのです．例えば，今，準備している機材が5年後に使用できるかどうかを想像してみてください．

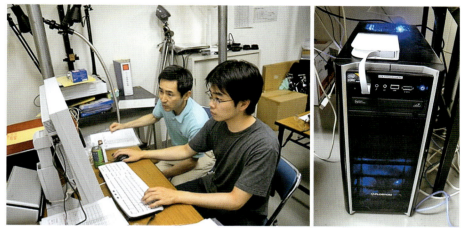

図14-1　PCを用いた情報処理作業（宮城県警鑑識課）と機材
各種PC，プリンタ，スキャナほか周辺機器含めて東北大学より提供．
左：宮歯身元確認班 江澤　右：東北大学 青山

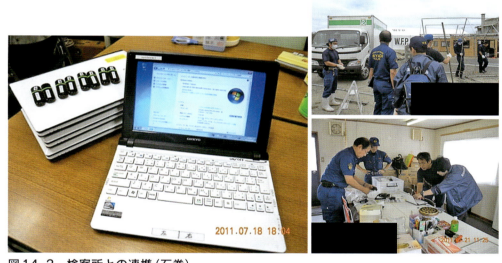

図14-2　検案所との連携（石巻）
検案所との連携のために（モバイルPC1台＋USBメモリ2本）×4セットを準備した．

・以上のことは，東日本大震災で，特に痛感されたことですので，ここではっきりさせておきたいと思います．宮城県の場合，資機材の調達には，東北大学の青木教授（情報科学研究科）のグループの機材提供があったために，何とか乗り切れたという状況です．また，情報機器の場合は，それを身元確認が終息するまでの長期間にわたって運用する専門家の確保が必要です．宮城県の場合，2年程度の長期間にわたって，東北大学の青木研究室の大学院生が情報機器の運用の支援にあたりました（**図14-1**）．

ここでは，情報機器のイメージをもっていただくために，当時，用意した情報機器の一部を，**表14-1**に示しておきます．しつこいようですが，これらのコンピュータや機材をあらかじめ買っておく必要はありません．ただし，いざとなったときに情報技術などの機材が用意できる費用を確保しておくことが重要であると考えられます．なお，これらの情報機材については，重要な検死関係のデータを取り扱うために，すべて，県警本部内の一室を確保していただき，厳重な管理が行われました．**当然ですが，身元確認は警察業務の一環ですので，たとえ専門的な資機材を外部から提供した場合であっても，それらはすべて県警の管理下に置くことになります**（**図14-2**）．

表14-1　情報機器の一部

サーバーPC	・CPU：Core i7 3.46GHz　6コア12並列 ・Memory：24GB (DDR3) ・SSD：256GB SATA (OS用) ・HDD：2TB SATA (画像用)
ノートPC	・4台
プリンタ	・EPSON EP-302 ・Colorio me E-600 (フォトプリンタ)
スキャナ	・EPSON GT-X970 ・富士通 ScanSnap
バックアップHDD	・Buffalo 2TB
USBメモリ	・Transcend 4GB　10本程度
MOドライブ	・県警とのやり取りで使用していたもの
そのほか	・消耗品多数

以下では，デンタルチャートの情報を照合するために開発・運用したDental Finderについて説明します．

2 歯科情報照合ソフトウェアDental Finderの開発と運用

Dental Finderは，東日本大震災の身元確認作業が長期化するなかで，その現場の知恵と経験を踏まえて開発されました．現在，東北大学から全国に無償配布していますので（図14-3），入手したい方はご連絡ください（連絡先　dental@aoki.ecei.tohoku.ac.jp）．なお，現在配布しているものは，完成版のDental Finderですが，当初から，この完成版を用いていたわけではありません．震災当時は，青木研究室のスタッフが，研究でよく活用していたMATLAB※と呼ばれるソフトウェア開発環境を利用して，現在のDental Finderの機能を実装しました．初期バージョンの実装は，5月に入ってからほぼ2週間で完了しています．このソフトウェアを宮城県警察本部に設置したサーバーにインストールして活用しました．なお，Dental Finderの開発初期には，宮澤富雄先生（埼玉県開業）のExcelによるスクリーニングモデルを参考にさせていただきました．

Dental Finderの主要機能としては，第一に，遺体から得られる歯科記録をデータベース化して管理する機能（死後データベース），第二に，行方不明者の診療録などから得られる歯科情報をデータベース化して管理する機能（生前データベース），第三に，2つのデータベースに格納された歯科情報を照合し，合致する生前―死後データのペアを検索する機能があります．Dental Finderの機能を模式的に図14-4に示します．これによって，多数の生前―死後データの対応のなかから，可能性の高いペアを迅速に見出すことが可能となりました．また，岩手県ならびに福島県の警察・歯科医師会の協力により，被災3県における犠牲者のデータを統合して，広域検索を行うことが可能になりました．

Dental Finderの開発に際しては，震災中の時間的制約もあり，各歯の状態を表14-2のような1～5の単純な5分類コードによって表現することにしました．このアイデアは，震災初期に主として柏崎・江澤と宮澤先生の相談で決定されたものです．これによって成人の歯科情報として，32桁の数列が得られます．たとえば，筆者の一人（青木）の歯

※　MATLAB（マトラブ）は，アメリカ合衆国のMathWorks社が開発している数値解析ソフトウェアであり，そのなかで使うプログラミング言語の名称でもある．MATLABは，行列計算，関数とデータの可視化，アルゴリズム開発，グラフィカルインターフェイスや，他言（C/C＋＋/Java/Python）とのインターフェイスの機能を有している．（Wikipediaより）

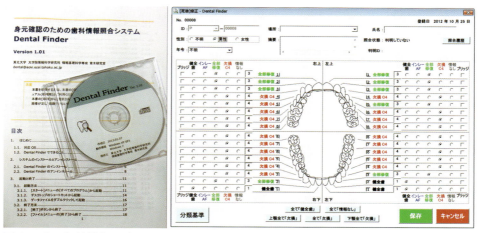

図14-3 歯科情報照合ソフトウェア
Dental Finder：東日本大震災の際に宮城県警で活用された．東北大学が開発し，現在，無償配布されている（連絡先 dental@aoki.ecei.tohoku.ac.jp）．

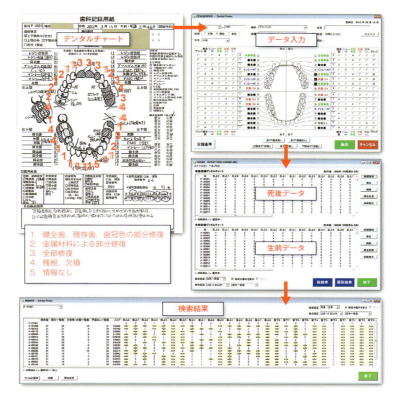

図14-4 Dental Finderの処理の流れ
5分類歯科情報の照合により，「生前→死後検索」および「死後→生前検索」が可能

表14-2 Dental Finderで使用した歯の状態の5分類表現

分類	分類の要約	該当する歯の状態
1	健全，う蝕，歯冠色の部分修復	健全，C_1，C_2，C_3，レジン充填，セメント充填，グラスアイオノマー充填，シーラント，楔状欠損など
2	金属色の部分修復	インレー，アンレー，アマルガム充填，3/4冠，4/5冠など
3	全部修復	全部金属冠，前装冠，メタルボンド，硬質ジャケット冠，テンポラリークラウンなど
4	欠損	欠損，義歯，ポンティック，インプラントなど
5	情報なし	情報なし，死後脱落の疑い，埋伏など

14 情報技術の活用

科情報は，上顎が4111 1111 1111 1111，下顎が1221 11111111 1221という32桁の数列で表現できます．このようにして得られた歯科情報に対して，適切な類似度尺度（「似ているか，似ていないか」の基準）を定めることによって，きわめて容易に検索エンジンを作成することが可能です．この単純さが，ほぼ2週間という短期間で第1バージョンのソフトウェアが実装できた理由です．

　なお，Dental Finderの運用にあたっては，過去の判明データを利用して，検索ヒット率が向上するように，類似度評価式のパラメータを最適化することにより，検索エンジンの性能を順次向上させていくことが有効でした．驚くべきことですが，5分類程度の単純なデータであっても，これが入手できれば，ほぼ7割の行方不明者に対して，有効な検索・絞り込みが可能であることが，今回の震災の経験を通して判明しています．これは歯科情報の有効性を裏づける印象的な結果です．

　いずれにしても，数千人規模の生前および死後の歯科情報を迅速に突合して対象者を割り出す作業は，Dental Finderのような検索ソフトウェアなしでは遂行できません．今後，災害時はもちろんのこと，平時においても，身元不明遺体の判明率の向上と身元確認の迅速化を図るために，デジタル化された歯科情報を活用することは必須なのです．

3 被災地の歯科情報から見えてきたこと

　図14-5に，Dental Finderの生前・死後データベースに登録されている歯科情報（約4,000件）についての統計を示します．生前データでは，およそ4割，死後データでは5割の歯が，「欠損（分類4）」の状態でした．もっと具体的にいうと，ある遺体のある歯に着目したときに，その歯が欠損している確率が5割ということです．このことは，今回の災害で比較的高齢の方が犠牲となったということを示しています．実際に，表14-3は，被災3県における死者数の年齢階層別・男女別統計を示しています．70〜79歳の年齢の死者が最も多いことがわかります．この傾向は，実は，阪神・淡路大震災においても同様です．このように大災害の被災者は，一般に，高齢者が多く，歯科治療を受診している可能性が高いことから，今後も，身元確認のために歯科情報が役に立つ可能性が高いと推察されます．

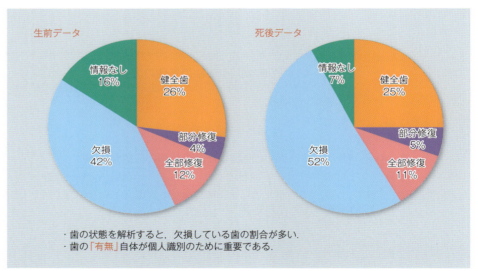

図14-5　歯の状態に関する統計
（宮城県・2013/3時点）

なお，宮城県におけるDental Finderの分析により，次のようなことがわかっています．
・「遺体が発見された場合，もし，その方の生前の歯科情報が入手できていれば，およそ7割の確率で，遺体の身元が判明する」

逆に，生前の歯科情報が存在しても，そのままでは，検索で発見できない3割の方については，いくつかの理由が考えられます．具体的には，その方が無歯顎である場合や，健全歯が多く治療痕が少ない場合，遺体の損傷などによって十分な歯科情報が得られない場合，そもそも，生前の情報量が少ない場合（カルテが古い場合や，レセプトしか入手できない場合，通院期間が短い場合ほか）等があげられます．いずれにしても，歯科情報があれば，7割の方が判明するということは，あくまで東日本大震災での経験則ではありますが，歯科情報の有効性を物語っています．

表14-3 東日本大震災と阪神・淡路大震災における死者数の年齢階層別・男女別統計

東日本大震災（岩手県・宮城県・福島県）

	男		女		合計
	死者数（名）	男女比（％）	死者数（名）	男女比（％）	死者数（名）
0～9歳	191	(48.8%)	200	(51.2%)	391
10～19歳	165	(49.1%)	171	(50.9%)	336
20～29歳	220	(55.1%)	179	(44.9%)	399
30～39歳	331	(52.2%)	303	(47.8%)	634
40～49歳	386	(49.0%)	401	(51.0%)	787
50～59歳	659	(49.9%)	661	(50.1%)	1,320
60～69歳	1,129	(53.2%)	995	(46.8%)	2,124
70～79歳	1,345	(50.5%)	1,318	(49.5%)	2,663
80歳以上	938	(38.2%)	1,516	(61.8%)	2,454
年齢不詳	607	(32.0%)	1,292	(68.0%)	1,899
性別不詳	―		―		128
合　計	5,971	(45.5%)	7,036	(53.6%)	13,135

※平成23年4月11日時点で検視等を終えている者を掲載　　　　　　　　　　　（警察庁資料から内閣府作成）

阪神・淡路大震災（兵庫県）

	男		女		合計
	死者数（名）	男女比（％）	死者数（名）	男女比（％）	死者数（名）
0～9歳	131	(52.0%)	121	(48.0%)	252
10～19歳	136	(42.9%)	181	(57.1%)	317
20～29歳	232	(49.2%)	240	(50.8%)	472
30～39歳	122	(46.2%)	142	(53.8%)	264
40～49歳	215	(44.2%)	271	(55.8%)	486
50～59歳	385	(44.3%)	485	(55.7%)	870
60～69歳	533	(43.8%)	684	(56.2%)	1,217
70～79歳	488	(38.5%)	780	(61.5%)	1,268
80歳以上	471	(37.8%)	776	(62.2%)	1,247
性別及び死亡時年齢不明	―		―		9
合　計	2,713	(42.4%)	3,680	(57.5%)	6,402

（兵庫県資料）

15 データで読みとく 東日本大震災

【身元確認活動】

1 はじめに

　これまでは，宮城県における東日本大震災の対応状況を，現場の視点から説明してきました．一方，本章では，現場の視点から一歩離れて，客観的な数字によって，身元確認の対応状況を読みときます．これは，今後，首都直下型地震，南海トラフ巨大地震，火山災害などの大災害に備えるために重要だと思います．「災害時にいったい何が起きるのか」，「どの程度の規模の体制が必要か」，「自治体など関係機関と何を相談しておけばよいか」等，災害対応の全体像やイメージを把握して，あらかじめ課題解決方法を立案することが必要です．また，各地域の警察歯科医にとって，今後，より実際に即した「机上シミュレーション訓練」を計画するうえできわめて重要なデータとなります．

　この分析作業を行う過程で，大きな視点で東日本大震災を眺めた場合，ある種の明確な法則性が存在していることがわかりました．このことは，我々にとっても大きな驚きでした．実際の災害現場では，各人がその地区に固有の問題に対して，とにかく必死で対処している状況でしたので，逆に全体像をつかむことが困難でした．検視業務を統括するある警察官は，「今回の震災のご遺体の数があまりにも多く，震災初期は，毎日，途切れなくご遺体が収容される状況だったので，この状況がいつまで続くのかということを考えると恐怖を覚えた」と証言しています．そのような混乱した状況であっても，後から分析すると，ある程度の法則性がみられますので，その知見を後世に残しておきたいと思います．

2 宮城県における遺体収容に関する分析

　宮城県で収容された遺体の数の経時変化について，ある種の法則性が存在することがわかりました．実際には，発災初期から毎日，どのくらいの遺体が収容されたのかを分析した結果，1日ごとの収容数の変化は，非常に大きく変動していて，全く法則性が存在しないように思われました．そこで，時間を長くとって，1週間単位で遺体収容数を集計した結果，驚くべきことに非常にクリアな法則性が存在することがわかりました．初歩的な計算で表現できますので，以下でモデル化しておきます．

　現在までの遺体総数はおよそ9,500体です（6月10日現在の宮城県の統計で，正確には9,539体です）．発災日である2011年3月11日を起点として，第n週目（$n=1, 2, 3, \cdots$）の収容遺体数をB_nと書くことにします．このB_nは，宮城県の場合は，次のような「等比数列」[※]で表現できることがわかりました．

　　第n週の収容遺体数：　　$B_n = b \times B_{n-1}$

※　等比数列（とうひすうれつ，または幾何数列（きかすうれつ），英：geometric progression, geometric sequence）は，数列で，隣り合う二項の比が項番号によらず一定であるようなものである．その比のことを公比（こうひ，英：common ratio）という．（Wikipediaより）

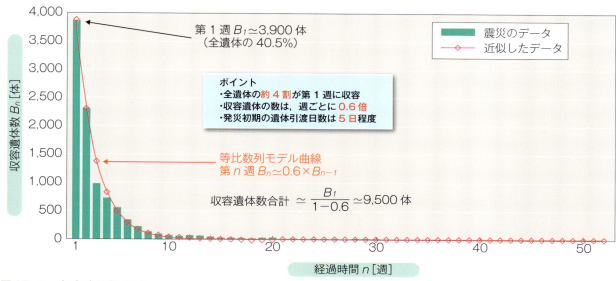

図15-1 収容遺体数（B_n）

　　ここで、bは定数（公比といいます）です．つまり、ある週に収容される遺体の数は、その前の週の遺体の数のb倍になるという法則性です．1日ごとの収容遺体数は、状況に応じて大きく変動しますが、これを1週間単位で把握すると、このような明確な法則性が現れます．このとき、収容遺体数の合計は、次のように算出することができます．

収容遺体数合計＝$B_1 + B_2 + B_3 + \cdots \fallingdotseq B_1/(1-b) \fallingdotseq 9{,}500$

　　収容遺体数B_nの経時変化を**図15-1**の青い棒グラフで示します．ここでは、横軸に経過時間n[週]をとり、縦軸に収容遺体の数B_n[体]をとっています．グラフの中の赤い線は、等比数列の理論曲線を表します．具体的には、b＝0.6とした、次のような式になります（このbは最小2乗近似で求めています）．

第n週の収容遺体数：$B_n = 0.6 \times B_{n-1}$

　　ただし、第1週の収容遺体数を実際の数に即して$B_1 \fallingdotseq 3{,}900$としています．
　　赤いラインのモデル曲線が現実の遺体数とよく一致していることがわかります．分析の結果を端的にまとめると次のようにいうことができます．
　1．全遺体（約9,500体）のおよそ4割（約3,900体）が第1週目に収容された．
　2．遺体の収容数は、週ごとに0.6倍で減衰した（週ごとに4割減）．
　3．発災初期に、遺体が収容されてから、遺族等に引き渡される日数は5日程度であった．
　この1の事実は、私たちにとって驚きでした．つまり、震災の初期対応がいかに重要かを物語っています．1と3から、第1週の対応は、物量的な観点から、きわめて重要であるということがわかります．

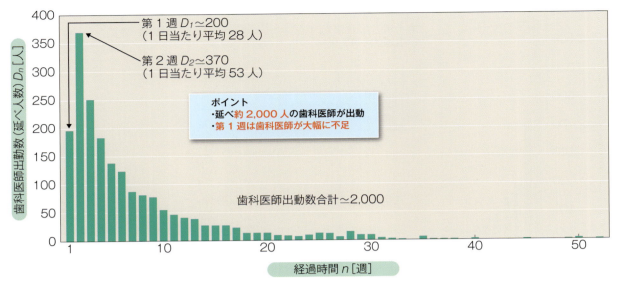

図15-2　歯科医師出動数（延べ人数）（D_n）

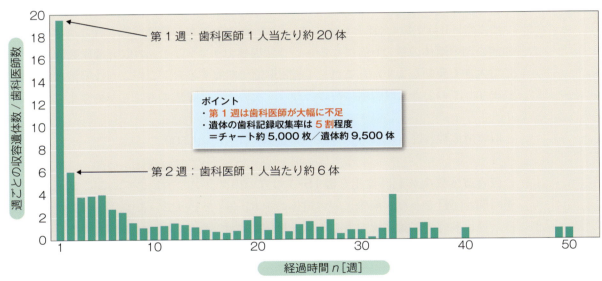

図15-3　週ごとの収容遺体数B_n/歯科医師数D_nの比率

3 宮城県における歯科医師出動に関する分析

図15-2は，歯科医師の出動数が時間とともにどのように変化したのかを示しています．横軸に経過時間n［週］をとり，縦軸に歯科医師出動数（延べ人数）D_n［人］をとっています．

次のことがわかりました．

4．延べ人数で約2,000人の歯科医師が身元確認のために出動した．
5．第1週目の歯科医師の数が大幅に不足した．

この5をもっとわかりやすく説明するために，「週ごとの収容遺体数B_n」を「歯科医師出動数D_n」で割った比を図15-3に示します．つまり，端的にいいますと，歯科医師1人当たり，何体の遺体を担当する必要があったかという数字です．分析の結果，次のことがわかりました．

6．第1週は，計算上，歯科医師1人当たり，1日に約20体もの遺体を担当するほどの状況であった（2人1組のチーム編成の場合は，チーム当たり毎日40体程度となり

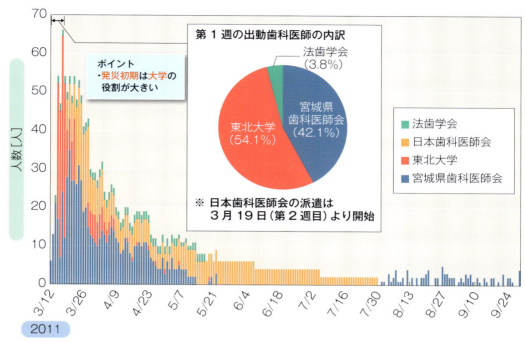

図15-4　歯科医師はどこに所属していたか

現実的ではなかった).

7. 現在までの遺体の歯科記録の収集率はおよそ5割であった(遺体約9,500体に対して,記録したチャートは約5,000枚であった).

図15-4は,出動した歯科医師がどの組織に所属していたかを示しています.ポイントは以下の通りです.

8. 発災初期の2週間程度は大学の役割が大きい(第1週については,ほぼ5割が東北大学から出動した).

9. 身元確認は長期にわたるため,日本歯科医師会を通した各県からの派遣が重要であった(5月後半から7月末までは,主として派遣歯科医師のみで現地の検死作業が行われ,被災地の歯科医師にとっては回復のための猶予期間となった)

つまり,**発災初期は組織力のある大学の役割が大きく,将来の災害に備えるためには,各地域で,組織力のある歯科系の大学や病院と連携することが必須であることがわかります.これらの大きな組織では,指揮系統が明確なため迅速な動員が可能です**.一方,被災地の歯科医師会所属の開業医は,医院の復旧に対応する必要があるため出動は困難です.

4　宮城県における警察出動に関する分析

宮城県警察では,地震発生と同時に災害警備本部を設置し,最大時約5,900人の体制を確立しました.なお,全国の警察から約1年間で延べ約357,000人の特別派遣部隊の支援を受け,被災地における警察活動を行いました[※].

このうち,検視業務のみに限定した場合,週ごとの警察官の延べ出動数は図15-5のようになります.ここで示した数は,あくまで,検視業務に従事した人員ですので注意してください.ポイントは次のようにまとめられます.

※　第14回警察歯科医全国大会(宮城)における後藤利鑑識課長の講演抄録を引用

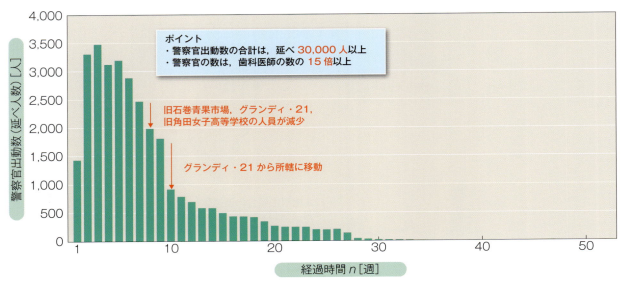

図 15-5 警察官は何人出動したか（検視体制のみ）

10. 警察官の出動数は，検視業務に従事した人員だけでも延べ30,000人を超え，歯科医師の出動数の延べ約2,000人に対して15倍以上であった．
11. 警察官の出動数は，検案所の体制の変化に伴って不連続的に変動した．

以上のことから，感覚的には，歯科医師が検案所に派遣されると，その周囲では，10倍以上の警察官が業務に従事していたという印象になります．その意味では，現場における歯科医師としても，大きな組織の一員としての規律ある振る舞いが重要であることがわかります．

5 宮城県における検案所の稼働状況に関する分析

宮城県における代表的な検案所の配置状況を**図 15-6**に示します．施設としては学校や体育館等が多く，その配置は広域に広がり，また，時間とともにダイナミックに変化しました．**図 15-7**は，検案所がどのように稼働したかという経時的な変化を示しています．ポイントをまとめておきます．

12. 発災初期は，遺体収容数に対して施設のキャパシティが不足したため，多数の検案所が乱立する状況であった．その後，検案所の配置は時間経過とともにダイナミックに変化し，最終的に所轄の警察署に収斂した．
13. 検案所として使用した施設の総数は43か所に上った．
14. 最大で26か所の検案所が同時並行で稼働した時期があった（第2週）．検案所として活用した施設の規模がどの程度であったかに関して**図 15-8**に示す．
15. 施設としては学校や体育館などが多く，施設の平均面積は約800 m^2 であった．これは学校の体育館としてほぼ標準的な面積である．
16. 第1週～第2週は1遺体当たり約4 m^2 強の面積を使用した計算である．なお，この値は，周辺予備スペースを含む面積であるため，実際の印象よりは広くなっている．
17. 県内の2つの巨大検案所として，仙台近郊の内陸に位置するグランディ・21（約3,000 m^2）および石巻市街地に位置する旧石巻青果市場（約7,000 m^2）を確保して，

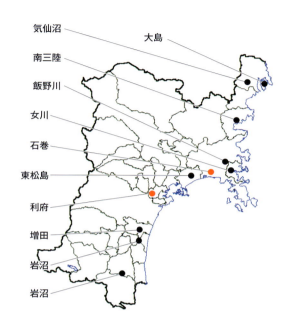
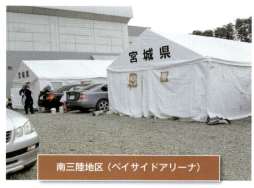
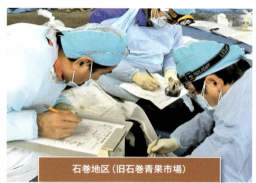
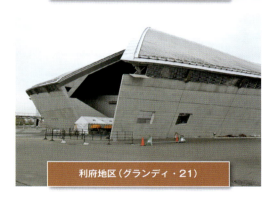

図15-6　宮城県における代表的な検案所状況

　　全遺体の3割以上を収容した．このような大規模施設の確保が災害対応のためにきわめて重要であった（figure 15-8）．

　やはり，宮城県では，巨大検案所として，グランディ・21および旧石巻青果市場を確保できたことが特筆すべきでしょう．このような巨大検案所の場所をあらかじめ自治体と協議して設定しておくことは，今後の大災害に備えるために重要な課題です．この「検案所の選定」の問題は，自治体および警察にとって，一見，簡単そうに見えますが，実はかなり難しい問題になります．例えば，一般に，地域住民は近隣に検案所が所在することを好みませんので，行政サイドにとって，その場所を選定することはセンシティブな問題を含みます．また，災害時には，遺体の収容場所よりも，生存者の避難場所が優先されますので，検案所・安置所の設定は後回しになる傾向があります．各地の歯科医師会は，身元確認にはこのような問題が内在することを理解して，警察や自治体のキーパーソンと話し合っておくことも大切なことです．

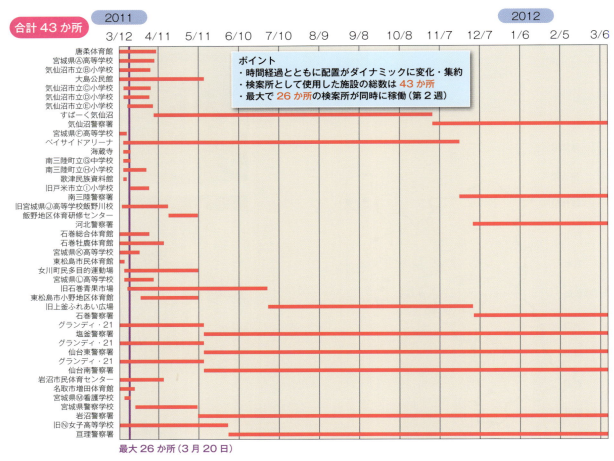

図15-7　検案所はどのように稼働したか：経時変化

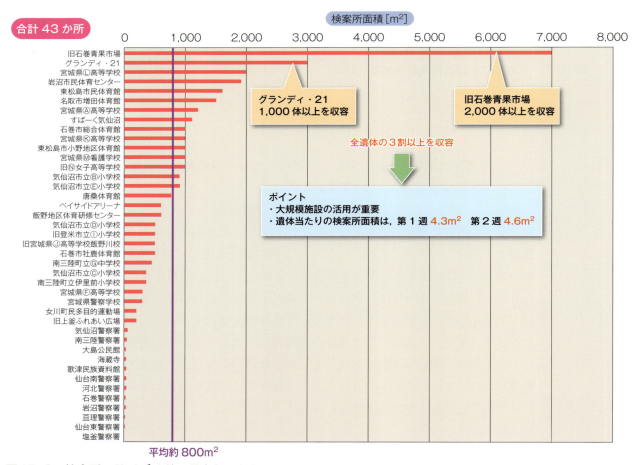

図15-8　検案所のサイズはどの程度だったか

6 身元確認手法に関する分析

宮城県における身元判明率の経時的変化や身元確認の方法などについては，すでに，第4章で述べました．具体的には，**図4-1〜3**を参照してください．ここでは，ポイントのみをまとめておきます．

18. 身元確認の作業は，発災から5年以上経過した現時点（2016年9月）でも継続中であり，当初の想定よりもかなり長期間にわたっている．現在，宮城県では，14体の身元不明遺体の遺体が存在するとともに，いまだに1,200人以上の行方不明者が存在している．

19. 宮城県の約1割の遺体について，その身元が歯科的個人識別によって確認された．より具体的には，2016年9月9日時点で，宮城県における身元確認手段の内訳は，①身体的特徴や所持品等による確認が約86％，②指紋・掌紋による確認が約3％，③DNA型（本人）による確認が約1％，④歯科的特徴による確認が約10％である．

20. 高度損傷遺体の身元確認には，DNA型（③）と歯科情報（④）が特に有効であった．DNAと歯科の最も重要な違いは，「生前情報がどこに存在するか」，また，「どのような形態で存在するか」の違いである．DNAの生前サンプルは，主として，犠牲者の住居に生体試料の「現物」として存在する（頭髪や日用品に残った生体組織など）．一方，歯科の生前情報については，歯科医院医おける「診療録や画像など」として存在する．このため，住居が失われるような大規模災害の場合，歯科情報がより有効になる可能性がある．また，いざというときに備えて，歯科情報をデジタル化して遠隔地でバックアップすることも，原理的には可能である．

21. 上で述べたDNA型検査（1％）については，本人のDNA試料を用いて個人を特定する方法であるが，それ以外に，いわゆる，「DNA型親子鑑定」を約15％の遺体に対して併用することによって，血縁関係に基づく対象者の絞り込みに効果を上げた．DNA型親子鑑定は，最終的に個人を確定する技術ではないが，身元不明遺体の候補者を高い確度で絞り込むことが可能である．東日本大震災では，この絞り込みのために「DNA型検査による親族関係推計ソフトウェア（DNAビュー）」が使用された．このDNA型による絞り込みの後に，最終的に歯牙鑑定を行って個人を確定するケースも多かった．逆に，歯科で絞り込みを行って，DNA型検査で確定する場合もあった．以上の意味から，DNA型検査と歯牙鑑定は，あくまでも「相補的」な手段として理解すべきであり，どちらか一方のみで完結する方法と考えるべきではない（**図15-9**）．

最後に，宮城県の身元確認チームにとって，東日本大震災がどのように見えるかというイメージを図15-10に示します．すでに，述べたように，初動は短期間に人員を大規模動員するという意味で，コーディネーターにとっては困難な対応が迫られます．その後，時間経過とともに遺体損傷が激しくなり，身元確認も困難になります．すぐには判明できない症例が積み上がっていき，1年以上の長期にわたって困難な身元確認に対応するチームを編成する必要があります．このようなフェーズの変化を敏感に察知して対応することが重要です．

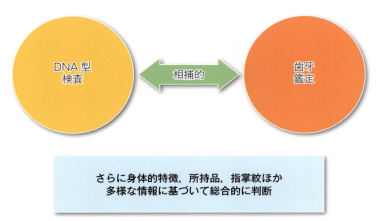

図15-9　高度損傷遺体の身元確認：両輪としてのDNA型検査と歯牙鑑定

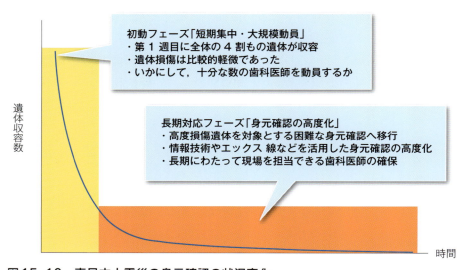

図15-10　東日本大震災の身元確認の状況変化

7 総括

　ここでは，これまでに分析したことを，「遺体収容の法則性（図15-11）」，「歯科医師の出動状況のまとめ（図15-12）」，「検案所の配置状況のまとめ（図15-13）」，「個人識別手段のまとめ（図15-14）」として総括しました．これらの知見は，各地域において，災害や事故などの身元確認の備えるための基本情報として活用して頂きたいと思います．
　例えば，南海トラフ地震を想定した場合，次のようなポイントが重要になります．
　・各地域で想定される被災状況および死者数はどの程度か？
　　（内閣府の「南海トラフ地震防災対策推進基本計画」などの関連情報を参照）

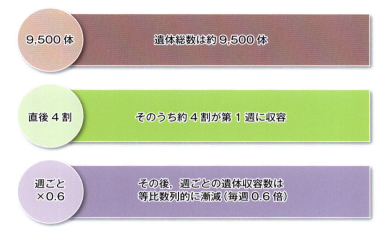

図15-11　データで読みとく東日本大震災～遺体収容の法則性～

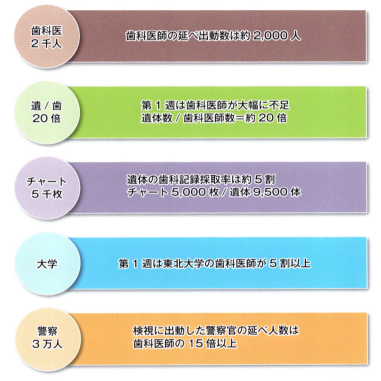

図15-12　データで読みとく東日本大震災～歯科医師の出動状況のまとめ～

・初動フェーズから長期対応フェーズまで，歯科医師の被災を考慮したうえでの出動・応援体制が確立しているか？
・警察，行政，大学，病院，日本歯科医師会，隣接する自治体・歯科医師会などとの連携体制は確立しているか？
・行政および警察が想定する検案所の場所や規模などは適切か？
・緊急時の資金準備や装備品の調達方法は決まっているか？
・緊急時を想定した連絡手段は確保されているか？
・その他，地域に固有の課題は何か？

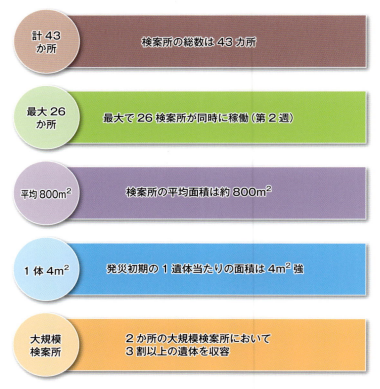

図15-13 データで読みとく東日本大震災〜検案所の配置状況のまとめ〜

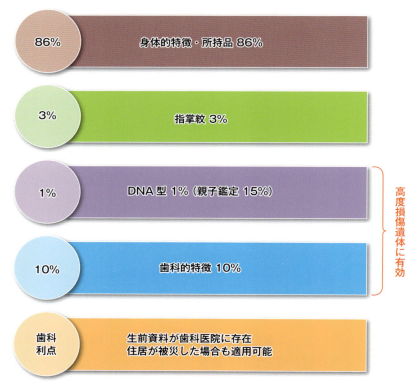

図15-14 データで読みとく東日本大震災〜個人識別手段のまとめ〜

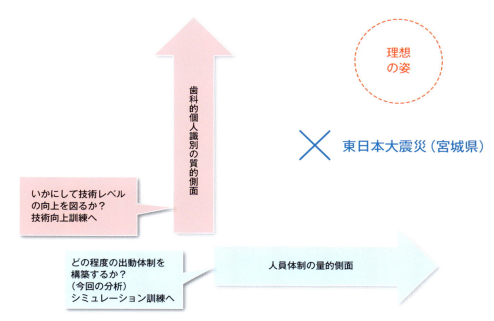

図15-16　災害時身元確認における「量」と「質」

なお，宮城県歯科医師会が主管した第14回警察歯科医会全国大会（2015年8月29日）においては，宮城県のデータに基づいて，高知県歯科医師会（織田英正会長）に南海トラフ大地震への対応シミュレーションを実施していただきました．各地域で，同様のシミュレーションを行うために，高知県歯科医師会の発表資料がたいへん役に立つと思われますので，発表者である織田会長の許諾を得て，その資料の要点を抜粋して**図15-15**に掲載します．

この高知県歯科医師会の事例を参考にして，各地域で，同様のシミュレーションを行うことをお勧めします．織田会長の発表でも指摘されているように，宮城県と対比したシミュレーションを行うことにより，それぞれの地域の固有の課題がより明確になります．この知見は，地域に根差した災害対策アクションプランの策定のために大いに役に立つと確信しています[※]．

最後に，**図15-16**は，災害時身元確認における「量」と「質」のイメージを示しています．これまで，警察歯科の分野では，「いかにして身元確認に関する技術レベルの向上を図るか？」という「質的な側面」に焦点をあてた検討が多かったように感じます．これに対して，本章では，むしろ，「どの程度の出動体制を構築するべきか」という量的な側面に焦点をあてて検討を行いました．これらの「量」と「質」の両面から，理想のあるべき姿を目指して，継続的な改善を図っていくことが求められます．

[※] 第14回警察歯科医会全国大会においては，地震・津波災害以外の他の災害として，集中豪雨による土砂災害（広島），火山災害（長野），首都災害（東京）などの対応の実際と問題点についても議論を行いました．災害の種類によっても，対応は大きく異なるはずですので，各地域においてどのような災害を想定しているのかを明確にしておくことが重要です．

第14回 警察歯科医会 全国大会
2015年8月29日 メトロポリタン仙台

東日本大震災の経験から考える南海トラフ大地震への対応

一般社団法人・高知県歯科医師会 会長
高知県公安委員会 委員長
織田英正

① 高知県について

高知県：山地率 89%

・人口 73万人強（減少中）
・高知県歯科医師会
 - 会員数：436名（366診療所）
 - 組織率：診療所の99%以上

高知県の概要について示す．高知県は，宮城県に比べて平野が少なく，山地がきわめて多い．
高知県の人口は，主として沿岸部に集中している（「市」は沿岸部にしかない）．
したがって，歯科医院も沿岸部に集中しており，半数以上は南海トラフ地震の津波浸水域にある．

② 高知県と宮城県の比較

	高知県	宮城県
面積 [km²]	7,103.91	7,282.14
海岸線総延長 [m]	718,239	827,884
人口 [人]	732,146 2015年7月	2,348,165 震災前2010年10月
県内総生産（2012年度）	2兆1600億円	8兆3560億円
歯科医師会員数	436名	1,147名
津波到達時間	数分以内～	40分～1時間程度
人的被害	11,000～42,000人	9,538体（収容遺体数）
歯科医院の被災	5割以上	1～2割程度

高知県と宮城県の比較を示す．高知県は宮城県と比較して，人口が約1/3，歯科医師会の会員数も約1/3である．
しかし，被害想定は，かなり厳しい状況となっている．具体的には，①津波到達時間がかなり短く，②沿岸部の住民が多いために死者想定も大きい．また，③歯科医院の被災率も5割以上と高いために警察歯科活動にも大きな影響を及ぼすと思われる．

③ 四国各県における南海トラフ大地震の人的被害の想定

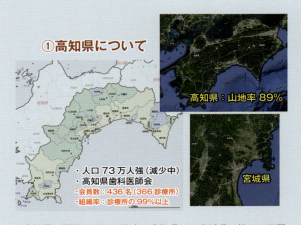

愛媛県 16,032人
香川県 6,200人
徳島県 31,300人
高知県 11,000～42,000人

※各県で想定の基準が異なるので一律には比較できない

震源に近い足摺岬　震源に近い室戸岬

四国4県の被害想定を示す．具体的な数字は次を参照：①徳島県については，「徳島県南海トラフ巨大地震被害想定（第二次）の概要，2013年発行」，②香川県については，「香川県地震・津波被害想定　第四次公表，2014年発行」，③愛媛県については，「愛媛県地震被害想定調査結果（最終報告書），2013年発行」，④高知県については，「平成24年度高知県南海トラフ地震被害想定調査報告書，2013年発行」．

④ 高知県における人的被害の考え方

平成24年度 高知県南海トラフ地震被害想定調査報告書

・L1想定：発生頻度の高い地震・津波
 - 冬深夜・早期避難率20%
 - 死者数 約11,000人

・L2想定：発生しうる最大級の地震・津波
 - 冬深夜・早期避難率20%
 - 死者数 約42,000人

※ここではL1を想定するが，最悪その4倍程度の被災（L2）もあり得る．

高知県における人的被害の考え方としては，大きく分けて2つの想定（L1およびL2）が存在する．
以下では，L1の想定でシミュレーションを行う．なお，L2想定を採用する場合は，L1想定の約4倍規模と考えればよい．

図15-15　第14回警察歯科医会全国大会における高知県歯科医師会のシンポジウム発表「東日本大震災の経験から考える南海トラフ大地震への対応」の要点のみを抜粋（発表者である織田英正会長のご厚意による）

⑤発災初期に収容される遺体数は？ L1想定の場合

宮城県の分析によると
・収容遺体数は日数経過とともに急速に減少した
・収容遺体の総数の 40.5% が第1週に集中した

総死者数 約11,000人 → 40.5% → 第1週目に収容される遺体数 約4,500体

※ L2の場合は約4倍の規模

　宮城県の分析によると，東日本大震災における遺体総数の約4割（40.5%）が，発災直後の1週間に収容されたことがわかる．
　高知県においても，これと同様の比率で，遺体が収容されることを想定すると，L1の場合は，第1週目に約4,500体の遺体が収容されることになる．

⑥発災初期に必要となる歯科医師数は？

宮城県の分析によると
・発災初期は遺体の数に対して歯科医師が不足した
　-第1週目に歯科医師1人あたりが1日に担当する遺体数は約20体であった
　歯科医師数 ≒ 遺体数 ×1/20

総死者数 約11,000人 → 40.5% → 第1週目に収容される遺体数 約4,500体

※ L2の場合は約4倍の規模

 理想的には 1/10〜1/5

第1週目の歯科医師の出動数（延べ人数）：
450〜900人
すなわち1日あたり：64〜129人

　第1週目に約4,500体の遺体が収容される想定の場合，理想的には，第1週目の歯科医師の出動数（延べ人数）は収容遺体数の1/10〜1/5程度，つまり，450〜900人程度であると考えられる．1日当たりに換算すると，64〜129人の歯科医師の出動が必要となる．
　高知県内の歯科医師は会員外を加えても500名程度しかおらず，さらに，5割の歯科医院が被災することを考えると，第1週に必要な歯科医師は高知県内ではとてもまかないきれないと思われる．さらに，宮城県で重要な役割を果たした東北大学のような大組織も県内に存在しない．

⑦問題：多くの歯科医院が浸水域に存在

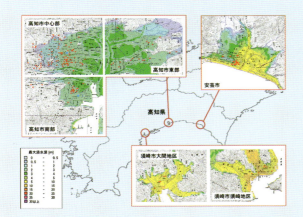

　高知県の人口は沿岸部に集中しているため，歯科医院も沿岸部に集中し，半数以上は浸水域に所在している．
　歯科医師会館も4年前までは2〜3mの浸水域に所在したが，現在は想定浸水域の端にある．

⑧1日あたり64〜129名の歯科医師をいかにして確保するか？

・宮城県では，発災初期は東北大学の役割が大きく，第1週目出動歯科医師の 5割以上 を占めた．
・高知県の場合は，歯科医療機関の被災率がきわめて高く，しかも歯科系大学が存在しない．
・すなわち，他県からの支援が不可欠である．

-徳島大学，岡山大学，広島大学 などの有力大学と歯科医師派遣の協定を締結したい．
-他県の歯科医師会や日本歯科医師会からの広域支援の体制について，あらかじめ打合せが必要．

　以上のことから，1日あたり64〜129名の歯科医師をいかにして確保するかが重大な課題になる．
　結果的に，高知県内からの歯科医師の出動数には限界があり，他県の大学や歯科医師会などからの支援が不可欠であると結論できる．
　宮城県の状況と比較して，非常に困難な状況に置かれることは確実である．

⑨ 災害時の重層連携の提案

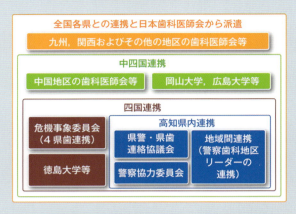

　以上のことを踏まえたうえで，1日あたり64～129名の歯科医師を確保するうえで，「災害時の重層連携」の体制を構築していきたい．
　つまり，「県内連携」→「四国連携」→「中四国連携」→「九州・関西・全国との連携」というように，協定などによって，平時から多重に強固な連携関係を構築しておく必要がある．

⑩ 震災時に問題となる高知県の地理的特性

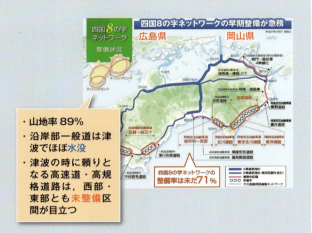

・山地率89%
・沿岸部一般道は津波でほぼ水没
・津波の時に頼りとなる高速道・高規格道路は，西部・東部とも未整備区間が目立つ

　なお，災害時に問題となる地理的な要因についても触れておきたい．
　高知県は，宮城県と異なり，山地率がきわめて高く平野が少ない．沿岸部を走る国道は津波により各地で寸断し，各地で孤立地域が多数発生することが危惧されている．なお，津波の時に頼りとなる高速道・高規格道路は，西部・東部とも未整備区間が目立っている．

⑪ 地区リーダーの必要性

・高知県は地域特性から道路が分断され，被災地が，一定期間，孤立する可能性が高い．
・したがって，発災初期は，孤立しても独自に活動できる地区ごとの体制の整備が不可欠である．
　-標準的装備品を地区の拠点へあらかじめ分散配備
　-地区ごとの訓練の徹底（孤立した状況を想定）
　-ただし身元確認方式については全県で統一

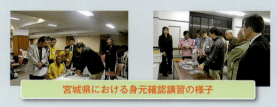

宮城県における身元確認講習の様子

　以上のように，高知県は地域特性から道路が分断され，被災地が，一定期間，孤立する可能性が高い．
　したがって，発災初期は，孤立しても独自に活動できる地区ごとの体制整備が不可欠である．
　特に，地区リーダーの果たす役割は大きい．

⑫ 災害に備えた訓練の徹底（今後の課題）

これまでの実績
・身元確認の技術向上のための訓練（隔年実施）
・歯科医師会の事業継続（BCP）のための訓練
　-安否確認，歯科医師の迅速な動員，事務サポート体制の確立，支援物資・資機材調達の検討
　-机上訓練（災害発災時の初期対応について）
　-ワークショップ訓練の実施
・行政や警察との合同訓練
　-広域火葬訓練（平成27年1月29日実施・毎年実施予定）

今後は

今回のシミュレーションによって判明した遺体数および動員人数の想定に基づく総合的身元確認訓練が必要

　これまでにも，高知県では，さまざまなレベルの訓練や研修を行ってきたが，今後は，今回のシミュレーションによって判明した遺体数および動員人数の想定に基づく総合的な身元確認訓練が必要であると思われる．今後，具体化を図っていく予定である．

図15-15（続き）

⑬検案所をいかにして確保するか？

	第1週目の 収容遺体数	第1週目の 検案所面積	遺体あたり の面積
宮城県	約3,900体	約16,500m^2	約4.3m^2
高知県 L1	約4,500体	約19,000m^2	

- 宮城県の経験から，できるだけ面積の大きい施設を確保し，検案所を集約することが重要
  - 宮城県では，第1週後半～第3週の期間は，23か所以上の検案所が稼働した
- 今後は，安置所（その中の検案所）の候補施設の確保を関係機関と協議しておくことが必要

　以上のような歯科医師の出動体制の準備とともに，大きな検案所となる施設をいかに確保するかということは大きな課題である．現実的に，各市町村にとって，遺体検案所の場所を選定・公表をすることは大変難しく，さらに，宮城県の2か所の大規模検案所のような理想的な面積の検案所を設置することは，高知県内ではほぼ不可能に近いと思われる．この対策に関して，関係機関とあらかじめ協議しておくことが必要である．

⑭南海トラフ大地震のシミュレーションまとめ

- L1想定の場合，死者数は約11,000人
  - 40.5%にあたる約4,500体の遺体が第1週目に収容
  - 第1週目は1日あたり64～129人の歯科医師が必要
  - 総面積19,000m^{2}を超える検案所の確保が必要
  - L2想定の場合は約4倍の規模となる
- 高知県の歯科医療機関の津波被災率は5割以上
  - 県外の大学，歯科医師会等を含む重層連携が重要
- 災害に備えた多様なしくみの整備が今後の課題
  - 連携協定，地区リーダー，資機材，多様な訓練など

　宮城県における東日本大震災の対応状況のデータから，高知県における南海トラフ地震の対応シミュレーションを行い，今後，対処するべき課題を明らかにした．

⑮今回の検討を通した所感

- 宮城県と高知県のシミュレーション対比を行った
  - 両県の被災状況を，共通の視点から理解する試みは，災害の規模やその備えの量的側面を把握するうえでたいへん有意義であった．
  - 一方で，高知県と宮城県の違いを考慮すると，我々が独自に検討すべき点も多いことが判明した．
  - すなわち，「地域特性の理解を深める」が鍵である．

　今回のシミュレーションは，災害出動の量的な側面を把握するうえで大変有意義であった．
　その一方で，地域特性の違いによって，高知県が独自に検討すべき課題が多いことが判明した．
　このような分析の方法論は，高知県以外でも有効であり，各地域特性の理解を深めることがポイントになると思われる．
　なお，高知県は開放的で大変明るい県民性であるため，特に，楽観バイアスを常に引き締めることも重要である．

16 身元確認活動
身元確認のための歯科診療情報の標準化

1 震災前からの取り組み～身元確認におけるICTの活用

　筆者のうち青木・小菅は，2006年頃から，「大規模災害に備えて数万人の犠牲者を想定した身元確認体制を構築し，その活動を支援する情報システムの整備を進めるべき」と主張してきました．この取り組みに対して，組織としていち早くご賛同・ご支援いただいたのが新潟県歯科医師会（前会長・岡田広明先生，現会長・五十嵐　治先生）でした．同会では，2008年に身元確認の高度化を目的とした「新潟プロジェクト」を発足させました．さらに，2009年には，第8回警察歯科医会全国大会を主管して新潟で開催しました．その際に，プロジェクトの成果として，「情報技術を活用した身元確認に関する将来への提言」を発表し，大きな反響を受けました．実は，青木・小菅が，江澤らと知り合ったのは，この大会の会場でした．江澤は，シンポジウムの質問に立ち，聴衆の前で提言の重要性を高く評価する意見を表明しました．

　なお，このときの提言の内容は，2010年の日本歯科医師会雑誌(Vol. 63, No. 3)に掲載されています（文献：情報技術関連[12]）．まさに，東日本大震災の直前のことで，震災を予見するような内容でした．なお，この「新潟プロジェクト」の経験が，後に述べる厚生労働省の標準化事業の際に，大きく役に立つことになりました．恐ろしい偶然ですが，この2010年の提言の発刊から1年を待たずして，2011年3月に東日本大震災が発生したのです．プロジェクトメンバー一同，強烈な衝撃を受けたことを鮮明に記憶しています．青木は被災地の石巻市の生まれでした．いずれにしても，本書の4名の筆者が期せずして被災地で出会うことになったのは，このような経緯によるものです．

2 「情報的存在」としての歯

　すでに解説したように，高度損傷遺体の個人識別の手法として，DNA型を用いる方法と歯科情報を用いる方法があります．これらの大きな違いは，実は，生前情報の所在の違い（自宅か歯科医院か）にあるということも述べました．特に，大規模災害などで住居が消失するほどの被害を受けた場合，DNA型による個人識別は，その威力が発揮できない可能性があります．その理由は，行方不明者の生前DNA試料が，住居から入手されるケースが多いためです．具体的には，へその緒，電気ひげ剃り，歯ブラシ，タバコの吸い殻，カミソリ，クシ・ブラシ，腕時計，メガネ，靴，洗濯前の衣服などの「現物」がDNA型検査用試料として用いられます．

　これに対して，歯科的個人識別の場合は，かかりつけの歯科医療機関にカルテという「情報」の形で本人の生前資料が存在します．したがって，歯科医院が無事であれば，緊急時にはその「情報」を本人の検索・識別に用いることが可能です．さらに，一歩進んで，仮に歯科医院が被災したとしても，その「情報」がバックアップされていれば，個人識別に用いることが可能なのです．この生前資料の存在場所「自宅か，歯科医院か」，ならびに，存在形態「物質的存在か，情報的存在か」が，DNA型個人識別と歯科的個人識別の大

表16-1　生前歯科資料収集が困難な原因

1. 津波，火災による膨大なカルテの流失
2. 開放型災害における行方不明者などの情報不足
3. 歯科所見の有用性に対する周知不足
4. 各歯科医院における対応の違い
5. カルテ不備

(岩手県歯科医師会「東日本大震災と歯科医療」より)

きな違いであるといえます．

3 震災から浮き彫りになった課題

　ここでは，歯科情報による身元確認を，よりマクロな視点・俯瞰的な視点から捉えてみたいと思います．わが国においては，全国に展開する6万8千施設を超える歯科医療機関が貴重な身元確認情報(生前の歯科診療情報)を保持しています．今回の東日本大震災のような緊急時には，これがある意味で，仮想的な「身元確認データバンク」のように機能することがわかりました．このようなたとえ話は，歯科医療関係者に対してたいへん失礼ないい方かもしれません．ここでは，あくまで技術的な観点からのたとえ話としてお許しください．さて，この仮想的な「身元確認データバンク」について，震災の経験を通じて，いくつかの問題が浮き彫りになってきました．

　第一に，この巨大なデータバンクは，医療機関ごとにばらばらに維持されています．そのため，長期にわたる情報の保全は確実ではありません．例えば，大震災では，歯科医院の被災による診療情報の消失が深刻な問題になりました．表16-1は，東日本大震災において生前歯科資料の収集が困難であった原因を，岩手県歯科医師会が取りまとめたものです．ここでも，津波や火災によるカルテの消失が第一の原因として取り上げられています．それ以外にも，平時には，診療録の法定保存年限の経過，情報機器の故障，レセコン(診療報酬請求用のコンピュータ)の入替，歯科医院の廃業など，さまざまな理由で情報が消失してしまいます．

　第二に，身元確認の現場におけるICT(情報通信技術)の活用も必ずしも十分ではありませんでした．例えば，東日本大震災の際には，かかりつけ歯科医院に存在する行方不明者の診療録を入手するために，警察官が駆け回り，多大な労力と時間を費やしました．しかも，紙に印刷された診療録が入手できたとしても，その1号用紙・2号用紙(多数)をすべて読解して，対象者の最新の口腔状態を割り出す必要があります．さらに，このようにして得られた数千人分の歯科所見をDental Finder等の検索ソフトウェアのデータに変換する作業も著しく煩雑でした．結局，これらの作業は，数か月単位の期間を要する結果となりました．

4 歯科診療情報の標準化とは何か

　先に述べた2つの問題を解決して，歯科医院で蓄積される歯科診療情報を，社会の財産として保存・活用するための仕組みが必要です．その切り札となるのが，厚生労働省で検討が進んでいる「歯科診療情報の標準化」なのです(厚労省ホームページ「歯科診療情報の標準化に関する検討会」参照)．これは，コンピュータによって蓄積・検索・処理が容易

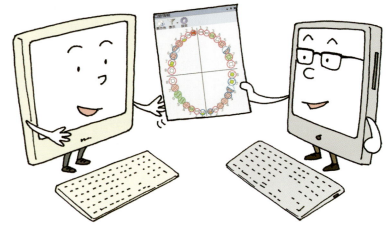

図16-1　歯科診療情報の標準化のイメージ
どのようなソフトウェアでも，同じデータ形式で，患者の最新の口腔状態をデンタルチャートで出力したり，交換したりすることができるようになります．このチャートのデータを1か所に集めておいて，バックアップすることにより，災害などの緊急時に備えます．

なデジタル歯科情報のデータ形式を定義することを目的としています．

　そもそも，現在，歯科医院のレセコンや電子カルテなどの歯科医療情報システムで取り扱われる診療情報は，当然ながら，デジタル情報ではあるものの，そのデータ形式について統一の標準というべきものが存在しません．つまり，ソフトウェアのメーカーごとにデータ形式が異なるために，これをそのまま1か所に保存したり，まとめて検索・分析したりすることができないのです．そこで，どのようなソフトウェアでも，同じデータ形式で，患者の最新の口腔状態（デジタル形式のデンタルチャート）を出力できるようにするために，「歯科診療情報の標準化」を行うことになったのです．

　これは，たとえていうならば，写真データの標準として有名なJPEG（ジェイペグ）を策定することと同じようなものです．JPEGが決められているために，デジカメでも，パソコンでも，スマホでも同じ写真を見ることができるのです．これと同じように，どのようなレセコンや電子カルテでも，同じ形式で患者の最新の口腔状態（チャート）をやり取りできるようにしようというアイディアです．このイメージをマンガで描くと**図16-1**のようになります．

5　標準化事業がスタートした経緯

　震災当時，日本歯科医師会の常務理事を務められた柳川忠廣先生は，将来の災害に備えた歯科的な身元確認の高度化について検討していました．筆者のうち青木は，日本歯科医師会の会議などで柳川先生とご一緒するたびに，身元確認のための歯科情報のデータベース化の可能性などについて議論させていただきました．しかし，国レベルの大規模なデータベースを構築することは，当然ながらきわめてハードルが高いこともわかってきました．そこで，むしろ，生前歯科情報の消失を防ぐ意味での情報の保存・バックアップを，個々の歯科医院レベルから，大学レベル，地域の医療情報ネットワークレベル，県歯科医師会レベルなどの，さまざまな組織単位で行いやすくするための方策が必要だと思われました．

　このような思いから，青木は，身元確認で取り扱うべき生前の歯科情報を標準化することによって，少なくともそのデータの形式だけは，全国的に統一して取り扱いやすくする

表16-2 平成28年度歯科診療情報の標準化に関する検討会の名簿（敬称略）

検討会委員

青木 孝文	東北大学副学長
工藤 祐光	福島県歯科医師会常務理事
小室 歳信	日本大学教授
住友 雅人◎	日本歯科医学会会長
関口 正人	日本弁護士連合会
多貝 浩行	日本歯科コンピュータ協会
玉川 裕夫	大阪大学准教授
柳川 忠廣	静岡県歯科医師会会長

◎：座長

事業受託者（参考人）

小玉 剛	日本歯科医師会常務理事

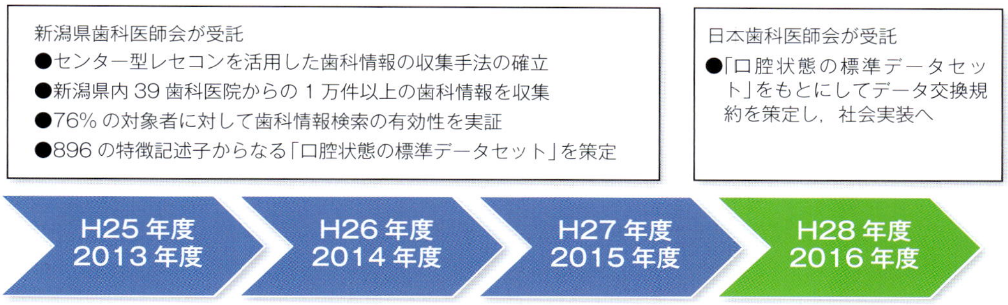

新潟県歯科医師会が受託
- センター型レセコンを活用した歯科情報の収集手法の確立
- 新潟県内39歯科医院からの1万件以上の歯科情報を収集
- 76%の対象者に対して歯科情報検索の有効性を実証
- 896の特徴記述子からなる「口腔状態の標準データセット」を策定

日本歯科医師会が受託
- 「口腔状態の標準データセット」をもとにしてデータ交換規約を策定し，社会実装へ

H25年度 2013年度 → H26年度 2014年度 → H27年度 2015年度 → H28年度 2016年度

図16-2　厚生労働省の「歯科診療情報の標準化」事業の流れ

アイディアを柳川先生にご相談しました．その後，柳川先生は，当時検討していた法歯学の教育体制を強化する施策などと一緒に，この標準化の事業についても取り上げてくださいました．その実現のために，官僚や政治家を含めて各方面にお願いをするなどたいへんな努力をされ，その結果，厚生労働省の正式な事業として認められたという経緯があります．まさに柳川先生の功績が大きいのです．

6 これまでの標準化事業の流れ

現在，**表16-2**のメンバーによる「歯科診療情報の標準化に関する検討会」が厚生労働省に設置されており，この検討会のもとで，平成25〜28年度の実証事業が実施されています．**図16-2**は，これまでの実証事業の流れを示しています．

まず，震災以前から筆者らとともに新潟プロジェクトを結成して，提言をまとめていた新潟県歯科医師会が，平成25〜27年度の3年間の実証事業を受託し，素晴らしい成果をあげました．新潟県歯科医師会では，以前から整備を進めてきた同会のデータセンターを活用することにより，39の歯科医院から1,763件の「マークシート型デンタルチャート」，ならびに，37の歯科医院から13,381件の「レセコン抽出デンタルチャート」を収集しました．さらに，この大量のデータを活用することにより，歯科情報の組織的な収集手法の確立と検索技術の開発を行いました．その結果，レセコンから自動抽出した歯科情報で

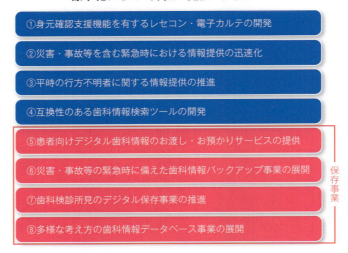

図 16-3　標準化によって可能になる取り組みの例

あっても，76％もの対象者に対して，その個人を検索・識別するために有効であることを実証したのです．

　ちなみに，歯科医師の方はご存知のとおり，各歯科医院のレセコン内部には，限られた情報しか存在しません．これは，「1号用紙の口腔所見が未入力である」，「自費治療の情報がない」，「通院期間が限定的である」，など諸々の理由があるためです．しかし，このような状況であっても，標準化された口腔状態のチャートに基づく個人検索が有効であることは，驚くべき発見でした．

　新潟県歯科医師会は，この検索実験の結果をもとにして，標準に取り入れるべき重要な歯科情報は何かということを検討しました．最終的に896個の特徴記述子（口の中の特徴的な所見を表す記述子）からなる「口腔状態の標準データセット」を作成しました．これは，個人の口の中の特徴を表現するための語彙を集めた「辞書」であると考えてください．この辞書の決められた言葉を使うことによって，異なるソフトウェアの間であっても，自由に情報交換することが可能なのです．

　さて，平成28年度からは，実証事業の主体が「新潟県歯科医師会」から，全国組織である「日本歯科医師会」に移りました．それまでの新潟県歯科医師会の成果を基本として，いよいよ社会実装に向けた準備が進められています．レセコンや電子カルテのメーカーも参画しています．これが普及しますと，どのようなソフトウェアでも，同じデータ形式で，患者の最新の口腔状態のチャートを出力したり，交換したりすることができるようになります．もちろん，これらを1か所に集めてバックアップすることも可能になります．

　さて，このような標準化事業の社会実装を進めるにあたり，守るべき大原則があります．それは，「歯科医療機関による情報管理の原則」です．歯科情報は，原則として，その情報を作成した歯科医療機関が管理主体となるべきです．情報の保存・検索・提供などのすべてを，原則として歯科医療機関がコントロールするという前提での制度設計が重要なのです．この点は，検討会の議論でも再確認されています．

7　標準化によって何が可能になるか

　それでは，標準化によって実際にはどのようなことが実現できるのでしょうか．**図 16-3**

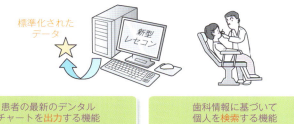

図16-4　身元確認支援機能を有するレセコン・電子カルテの開発
メーカーとタイアップすることにより，①特定の患者の最新の口腔状態を標準化されたチャートの形式で出力する機能と，逆に，②与えられた歯科情報に合致する患者を検索する機能が実現できる．

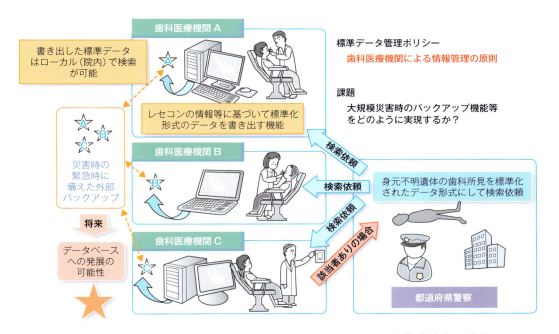

図16-5　身元確認支援機能を有するレセコン・電子カルテを活用した警察協力の流れ
歯科医療機関が主体となったデジタル歯科情報の管理と活用の概念を示している．

に典型的な8つの応用事業の例を示します．

　まず最上段の①は，身元確認支援機能を有するレセコンや電子カルテの開発です．平時でも災害時でも，どちらでも役に立ちます．**図16-4**の左側のように，まず，身元確認のために捜している患者の口の中の状態を標準化されたデンタルチャートで出力することができます．また，逆に，警察で身元不明遺体のデンタルチャートがわかったときに，それと同じ口の状態の患者が，自分の医院にいるかどうかを検索できるようになります．つまり院内検索機能です．これらの機能は，現在のレセコンや電子カルテにはありませんが，口腔状態の標準データセットを使うと，各メーカーが自社の製品に簡単に搭載できるようになります．いずれにしても，身元不明遺体の解消にたいへん役に立つはずです．

　さらに，**図16-5**は，これらの2つの機能を通常の警察協力のなかでどのように活用するかということを模式的に説明しています．警察から各歯科医療機関に対して，身元不明遺体の歯科所見の検索依頼が届きます．これは，従来の身元不明遺体の照会と同様の流れ

です．従来は，歯科医師の記憶に頼って該当者を探すケースが多いと思います．しかし，新たに歯科情報の院内検索機能を活用できれば，迅速かつ正確に該当する患者を割り出すことができます．該当者を見出した歯科医院は，必要に応じて警察へ情報提供を行います．この情報提供も，従来と同じ手続きになります．

　なお，この図では，平時の身元不明遺体の捜査への協力を想定しています．このように，身元確認の必要性は，必ずしも大規模災害に限りません．実際には，日本では，平時においても，最終的に身元が特定できずに，「無縁仏」として残ってしまう遺体が数多く存在します．このような身元不明遺体は，年間1,000体以上にも上るといわれており，社会問題となっています．現在，日本の警察では，平時に発生する身元不明遺体に対して，家出人（特異行方不明者）の歯科情報の収集とこれに基づく遺体の検索を行っていません．もし，家出人の家族等が，かかりつけ歯科医院から，標準化された歯科情報（つまり，家出人のデンタルチャート）を入手し，警察に届け出ることが可能になれば，平時の身元不明遺体の解消に大きく貢献するはずです．これは，**図16-3**における③に対応する取り組みです．

　また，**図16-4**に示したように各歯科医院において，標準データセットの歯科情報（デンタルチャート）を書き出すことが可能になるため，各歯科医院内で，すべての患者の歯科情報をまとめてCDやDVD，HDDなどの媒体で保存するか，もしくは，データセンターへバックアップするなどの保全対策をとることが容易になります．南海トラフ巨大地震による被災が危惧される自治体に対しては，国の施策としてデータバックアップ事業を推進することも重要です（**図16-3**の⑥）．実際，医科ではすでに，SS-MIX標準による診療情報バックアップ事業が進展しています．今回の標準化が実現されれば，歯科領域においても，SS-MIXによる医療情報ネットワークと連携した事業が可能になります．このような取り組みが，将来的には，専用の歯科情報データベース（**図16-3**の⑧）へ発展していく可能性もあります．

8 いろいろな意味にとれる「データベース」

　いずれにしても，日本では，南海トラフ巨大地震などの将来の大災害に備えるうえでも，身元確認のための歯科情報のバックアップ（**図16-3**⑥）およびデータベース化（**図16-3**⑧）の重要性は高いと思われます．2012年6月15日に成立した死因究明二法においても「データベース」という用語が取り上げられました．しかし，何をもって「データベース」と考えるかについては，実は，官僚や政治家を含めて，人によって捉え方が異なり，議論がかみ合わないことが多かったのです．

　そこで，「データベース」の目的を，診療情報のバックアップも含めて広義に捉えた場合の4類型を整理してみました．厚生労働省の検討会でも議論しました．その考え方を**表16-3**に示します．ここでいう4類型とは，（ⅰ）歯科医療機関ごとのバックアップの取り組み，（ⅱ）地域で連携したバックアップ事業の推進，（ⅲ）歯科単独の身元確認専用データベースの構築，（ⅳ）国レベルの身元確認専用データベースの構築です．これらのうち，短期的には（ⅰ）と（ⅱ）が最も現実的であり，そのための情報基盤として，すでに説明した身元確認支援機能を有するレセコン・電子カルテの開発は最優先課題なのです．

表16-3 「データベース」という用語の解釈には多様性がある

実現の難易度	取組の類型
◎	(i) 医院ごとのバックアップ（最小単位） 歯科医療機関ごとに，民間データセンター等を活用して，レセコンや電子カルテから抽出された標準データ形式の歯科診療情報のバックアップを行う．
◎	(ii) 地域バックアップ事業 地域が主体となって企画・実施する地域医療・介護情報連携事業などを活用し，前項(i)で述べたバックアップを地域レベルでまとまって推進する（政府の関連補助金を活用し，医科と連携して比較的大規模に実施する）．
○	(iii) 歯科単独の身元確認専用データベース 各県歯科医師会や特定地域歯科医院グループ等を中心として，大規模災害・事故などの緊急事態に備えるために，独自形式の身元確認専用データベースを構築する．
△	(iv) 国レベルの専用データベース 国家レベルの決断に基づいて構築する．

「データベース」に関しては，概念として多様な解釈が可能である．言葉のみが独り歩きしないように留意すべき．

9 「岡山県歯科医師会」および「うすき石仏ねっと運営協議会」の先進的な取り組み

まだ，歯科診療情報の標準化は完了していませんが，実は，いくつかの地域では，すでに，これらのバックアップまたはデータベース化事業に，独自方式で先行して取り組んでいる事例があります．せっかくですので，ここでは，2つの団体による優れた取り組みをご紹介しておきます．なお，厚生労働省の検討会で策定された「口腔状態の標準データセット」は，これらの事例にも柔軟に対応できるように設計されており，標準化の作業が先行事業と矛盾しないように配慮されています．

まず，岡山県歯科医師会の事業について紹介します．同会は，「家族の絆プロジェクト」という名称で，身元確認を目的とした歯科情報の登録事業を進めています．具体的には，Webページ（http://www.oda8020.or.jp/kazoku/）をご覧ください．ホームページのスナップショットを図16-6に示します．なお，同会のホームページでは，『日頃より口腔内の情報をデータ化して本会に集約し，予測し難い自然災害時に迅速で的確な身元確認作業を可能にする「家族の絆プロジェクト」を2015年1月より実施しました』と説明されています．本事業は，類型(iii)に分類される身元確認専用データベースとしてたいへん進んだ取り組みといえます．

また，大分県臼杵市の「うすき石仏ねっと運営協議会」が運営する地域医療・介護情報連携システム「うすき石仏ねっと」には，病院，介護施設，調剤薬局，消防署に加えて，歯科医療機関が参画しており，標準化事業に配慮した形式の身元確認向けの歯科情報も登録されています．今後，このような形態の，いわゆる「地域包括ケアシステム」への歯科医療機関の参画と歯科情報の登録事業の推進が望まれます．これは，類型(ii)の「地域バックアップ事業」に分類される項目と捉えることができます．図16-7に同協議会が発行するパンフレットを掲載します．Webページ（http://www.us.oct-net.jp/~cosmosib/）もご覧ください．

このほかにもいくつかの地域で，すでに独自の取り組みが進んでいます．厚生労働省の「歯科診療情報の標準化」事業によって，通常のレセコンや電子カルテからも，標準化された歯科情報が出力できるようになれば，より多くの地域で，互換性のある歯科情報バックアップ／データベース化事業が進展するものと期待されます．

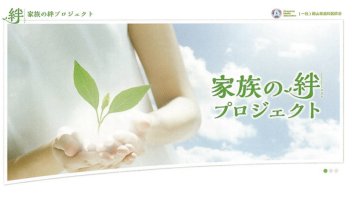
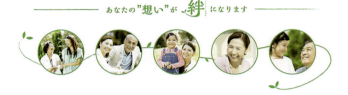

図16-6 岡山県歯科医師会「家族の絆プロジェクト」
ホームページ（http://www.oda8020.or.jp/kazoku/）のスナップショットを示す．

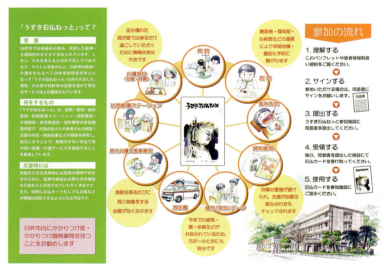

図16-7 大分県臼杵市うすき石仏ねっと運営協議会が運営する地域医療・介護情報連携システム「うすき石仏ねっと」のパンフレット（抜粋）
ホームページ（http://www.us.oct-net.jp/~cosmosib/）より入手できる．

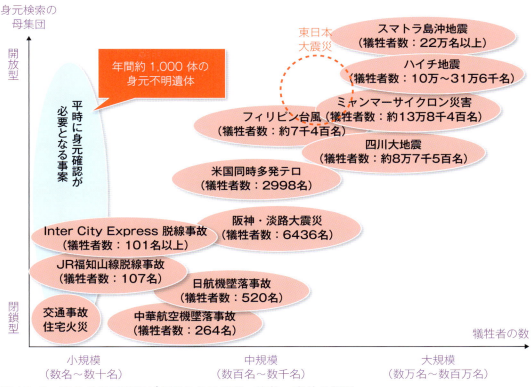

図16-8　遺体の身元確認が必要となる災害・事故・事件の類型
事案が開放型（縦軸上方）になるに従って歯科情報検索システムの必要性が高まる．平時にも開放型事案が存在することに注意．

10 災害時のみならず平時にも重要な歯科情報

　すでに述べたように，情報技術を活用した身元確認の支援は，大規模災害の発生時のみならず平時においても重要です．図16-8は，災害・事故・事件等の多様な事案を，その「規模」と「性質（閉鎖型・開放型）」の2つの軸で整理した模式図です．一般に，多様な事案の身元確認において，遺体に該当する対象者を検索する際に，その候補者の母集団が小さければ閉鎖型といえます．一方，遺体の候補者の母集団が大きくなるにつれて開放型事案となります．歯科情報の検索の規模もこれに応じて拡大し，情報技術の活用が必須になります．

　さて，ここで注意すべきことは，情報技術の必要性は，必ずしも大規模災害に限らないということです．すでに説明したように，実際には，図16-8の左上に記載したように，平時においても開放型事案が存在します．つまり，平時の身元不明遺体について，その個人が特定できずに，「無縁仏」として残ってしまうケースです．このような身元不明遺体には，事件性のある事案が含まれる可能性があるため，その解消は警察にとっても喫緊の課題です．

　そこで，平時に発生する身元不明遺体に対して，家出人の歯科情報を収集して照合することが可能になれば，平時の身元不明遺体の解消に大きく貢献すると思われます．このような観点からも標準化事業の意義は大きいといえるでしょう．

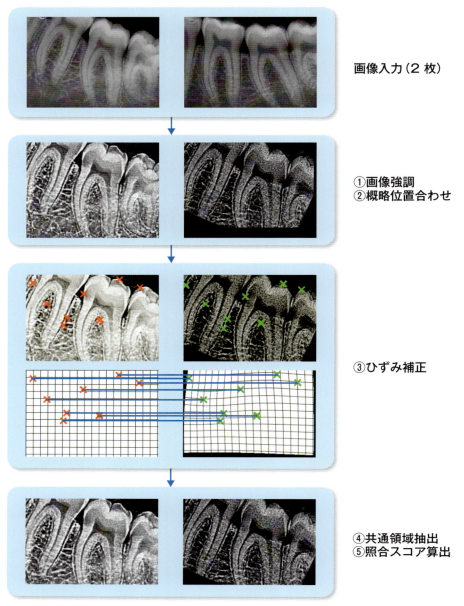

図16-9　歯科エックス線画像（口内法撮影画像）の自動照合
位相限定相関法による高精度画像対応づけに基づいている．

11 将来は画像ベース個人識別へ

　東日本大震災では，結果的に，単純な5分類の歯科所見の照合システムを活用しました．また，「歯科診療情報の標準化」事業においても，「特徴記述子」と呼ばれる，ある種の歯科所見を用いた口腔状態表現を前提としています．これに対して，もし，エックス線画像が入力されたとき，自動的に該当する遺体（あるいは行方不明者）を絞り込んで提示するシステムが実現できれば，開放型災害・事故・事件で威力を発揮すると思われます．

　青木・小菅らは，震災以前から位相限定相関法と呼ぶ高精度画像照合技術を用いた口内法エックス線画像の自動照合手法を提案し，画像ベースの身元確認支援技術を検討してきました（文献：情報技術関連[2]）．本手法では，**図16-9**に示す5つのステップを通して，画像間の対応づけ，ひずみ補正，正規化等を行いながら，高い精度で口内法エックス線画像の自動照合を行います．すでに，実際の口内法エックス線画像データベースを用いて，

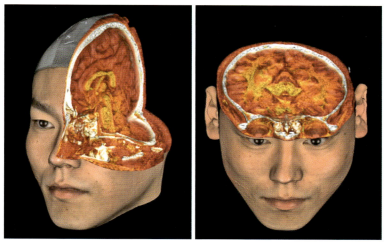

図16-10 CT，MRI，体表画像のデータを対応づけして統合・可視化した結果
3次元位相限定相関法による高精度ボリューム対応づけに基づいている．

仮想的に犠牲者に見立てた特定の個人を検索する実験に成功しています．

　同様のことは，3次元の医用画像（ボリュームデータ）を用いた場合も可能です．生前と死後の2つのCTボリュームデータが存在する場合，3次元座標での「対応づけ（対応点の計算）」を行うことにより，高精度に個人を特定することができます．例えば，**図16-10**は，この技術を用いて頭頸部のCTおよびMRIのボリュームデータ，さらには実写画像を対応づけし，可視化した例を示します．歯科用CTを用いた基礎実験の結果が報告されており，硬組織の構造照合によって高精度な個人識別が可能であることがわかっています．

　このような画像ベースの照合技術は，いまだ，研究段階の近未来技術という位置づけです．しかし，近年，法医学分野において，死後CT検査やAi（Autopsy imaging：死亡時画像診断）など，客観性の高い画像データの活用が大きな潮流となっていますので，法歯学分野においても将来に向けた一層の研究の進展が期待されます．また，標準化についても，今後，画像データを含む形で拡張していくことが望まれます．

17 これからの警察歯科医
〜まとめ

身元確認活動

1 | 一人の警察歯科医から見える世界 〜「玉ねぎ」ワールド

　本書では，ここまで，東日本大震災の対応状況を総括してきました．高知県における分析でもわかるように，この未曾有の大災害における身元確認活動で得られた知識・経験は，将来の災害に備えるうえで，何にも代えがたい財産になるはずです．しかし，当然ながら，今後，起こりうる自然災害は地震，津波，台風，火山など多様ですし，事故についても航空機事故，列車事故に限らず，隣国では大規模な船舶事故も多発しています．また，オリンピック・パラリンピックなどの大きなイベントを標的としたテロ，特に，フランスやデンマークでも報じられたホームグロウン・テロなどのように，普通の若者がインターネットなどを介して過激な思想に染まり，暴力に走るケースなどが，将来の日本を舞台として起こらないとも限りません．1980年代末期から1990年代中期にかけて発生した一連のオウム真理教事件についても記憶に新しいところです．

　各地の警察歯科医会は，この多様な状況に対応するために，柔軟な組織体制，高い練度の身元確認技術，構成員の高い士気を維持する必要があります．このための，歯科医師会レベルの組織としての体制整備や行動計画については，震災後に編纂された，日本歯科医師会の「大規模災害時の歯科医師会行動計画（改訂版，平成25年6月）」がありますので，そちらを参照してください．この冊子は，「身元確認マニュアル」とも合本となっており，Webから簡単に入手することができますのでたいへんに便利です．

　ここでは，むしろ，警察歯科活動を担当する一人の歯科医師「個人」としての視点に立って考えてみたいと思います．つまり，「あまり準備のない歯科医師会で，ゼロから活動を開始するにはどうしたらよいのだろうか」という素朴な疑問から出発したいと思います．そのほうが，マニュアルを読むよりも，物事の本質がつかめるかもしれません．「警察歯科活動が低調な状態から役割を引き継いだ人が，いかにして，組織を活性化させていったらよいのだろうか」というシチュエーションもよくあることです．現場の歯科医師にとっては，これらのことが日常の課題となってきます．一方，このような知見は，自治体職員，警察官，海上保安官，自衛官にとっても，現場の歯科医師の考え方を理解するうえで役に立つはずです．さらに，一般市民に身元確認の実際を正しく伝える役割を担うマスメディア関係者にとっても，重要な知見となるでしょう．

　自分が現場の警察歯科医の仕事を担当することになった場合，そこから見える世界は**図17-1**のように，多層の「玉ねぎ構造」になっています．この各層を芯（自分）からスタートして1枚ずつ見ていきましょう．

1. まず，自分の周りに，互いに信頼できる仲間を集めて身元確認班を組織します．地域にもよりますが，このコアメンバーは3〜5人ぐらいかもしれません．若い歯科医師も加えた，バランスのとれた年齢構成が理想です．若手の参画が得られずに，世代交代に苦労しているケースもよくみられます．若手がモチベーションをもって参画しやすい雰囲気づくりに配慮する必要があります．

2. コアメンバーの外側には，歯科医師会の組織があります．もしかすると，地域によっ

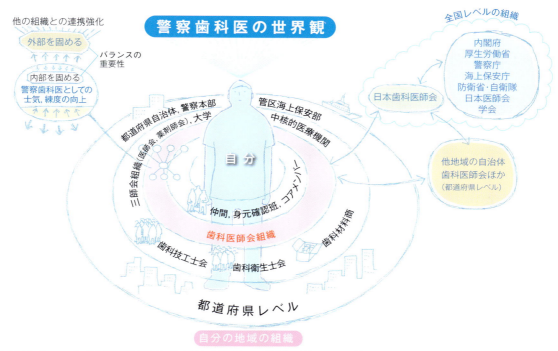

図17-1　一人の警察歯科医から見える世界 〜「玉ねぎ」ワールド

ては，まず，「警察歯科医会」もしくは「警察協力医会」などといった組織があって，その母体として歯科医師会があるかもしれません．これらの組織は，地域で何かが起きた場合に中心となって動きます．したがって，現場の担当者にとっては，組織の幹部との十分な意思疎通が大切です．例えば，歯科医師会幹部から，「あの連中はいつも勝手に動いているな」という印象をもたれてしまうケースもよく見受けられます．いざというときのために，平素より信頼感を醸成（じょうせい）していくことも大切です．当然ですが，歯科医師会は確固たる命令系統があって動く組織ではありません．このことが警察などのトップダウン組織とは大きく異なります．このようなネットワーク型組織では，平素から円滑なコミュニケーションを維持しておくことが必須です．

3. さらに，その外側には，地域の三師会メンバー（医師会，薬剤師会），大学（例えば，歯科系大学，総合大学など），地域の中核的な病院，技工士会，衛生士会，歯科材料商など，さまざまな職業人の団体が存在します．東日本大震災では，大学の役割も大きかったということをすでに述べました．大学に所属する歯科医師はもちろんのこと，コンピュータを専門とする工学系の大学の研究者の存在は，身元確認チームに絶対的な安心感を与えます．また，レクチャーを手伝っていただく歯科材料店などの協力も重要でした．未知の状況下で，いざというときに，本当に力になってくれるのは，理解のある異分野の専門家であるかもしれないのです．そのためのネットワーキングを常日頃から意識しておくことも大切です．

4. 上で述べた，いわば，「地域における職業人の団体」の外側に，自治体（都道府県），都道府県警察本部，管区海上保安部，自衛隊などの公（おおやけ）の組織があります．災害の場合ですと，災害対策本部の中枢機能が都道府県レベルに設置されます．自衛隊への応援要請なども都道府県が担当します．したがって，意思決定に自分たちの意向を反映させる場合に，都道府県との意思疎通が重要になるわけです．自治体との連携は主として歯科医師会の執行部の役割になります．また，身元確認を担当する歯科医師にとっては，県警との連携が鍵を握ることはいうまでもありません．県警内部にお

いて，刑事部長，捜査一課長，鑑識課長，統括検視官などに広く顔の利く警察官のキーパーソンを見つけておくことが大切です．宮城県であれば，その役割を鑑識課の伊東機動鑑識隊長が果たしました．他の部署からも一目を置かれる警察官をパートナーとすることが大切です．

5. 以上述べてきた1〜4が自分たちの地域の組織の全体像になります．一方，自分たちの都道府県以外からの応援が必要な場合，その窓口は，日本歯科医師会になります．東日本大震災では，当時，常務理事であった柳川忠廣先生が日本歯科医師会のキーパーソンでした．宮城県は，柳川先生との深いつながりによって，人員の派遣や資機材の確保などが可能になりました．柳川先生は，「震災時にはさまざまな意見があったが，被災地からの意見を何よりも優先した」と話しています．実は，この「被災地First」とでもいうべきポリシーは，当たり前のように感じますが，まさに「言うは易く行うは難し」ということの典型です．常に現場を優先するというポリシーは，日本歯科医師会の幹部にとって大切な視点ではないでしょうか．

6. 以上のような日本歯科医師会を窓口とする全国レベルの連携は重要ですが，加えて，自分たちの地域に隣接する他県の歯科医師会や大学，病院などとの「直接的な」つながりも重要です．特に，被災直後の大きな支援は，必然的に隣県にお願いする必要があります．宮城県の場合，山形県がその役割を果たしました．また，身元確認データの交換など，被災県同士の連携が重要なことはいうまでもありません．さらに，前章の高知県のケースでもシミュレートしたように，そもそも被害が自分たちのキャパシティーを大きく超えた場合，近隣からの直接的な支援が絶対に必要になります．このようなことをあらかじめ想定しておいて，例えば連携協定などを締結して，各組織との協力関係を明文化しておくことも効果的であると思われます．

自分が警察歯科医として活動することになった場合，まず，歯科医師会の内部で信頼できる仲間を集め，歯科医師会としてオーソライズされた活動とすること，つまり，「内を固める」ことが大切であることはいうまでもありません（前記1〜2のレベル）．それと同時に，警察を中心として，外部の組織との連携を深めていくこと，つまり，「外を固める」ことも重要な視点です（前記の3以降のレベル）．

2 これからの警察歯科医はネットワーキング

現在，各地でうまく機能している典型的な警察歯科医会等の活動を見ると，①警察と密接に協力しつつ実践的な身元確認マニュアルを取りまとめているとともに，②警察と合同の身元確認研修会・訓練などを開催しています．例えば，**図17-2**は宮城県歯科医師会が震災以降に改善を図った身元確認研修会の内容です．特に，このプログラムでは，**図17-3**のような身元確認のための実践的な訓練が取り入れられており，警察官，海上保安官，歯科医師が参加する合同訓練となっています．このような合同の訓練は，関係者の意思疎通を深めるという意味でも，かなりの効果があります．これ以外にも，各地域で，それぞれ工夫を凝らした研修会や訓練が企画されていると思います．まだ，実施されていない地域にあっては，それらを参考されることをお勧めします．

震災の経験を踏まえ，これからの警察歯科活動を考えると，とりわけ，歯科医師会から外向きの連携を深めていくことが大切ではないかと考えます．例えば，第15章でご紹介した高知県の南海トラフ大地震のシミュレーション例で考えますと，被害が拡大した場

身元確認研修会日程

日時：平成27年11月29日(日)9時30分～16時30分
場所：宮城県歯科医師会館　5階講堂

進行：大規模災害対策本部身元確認班　副長　　　千葉　　宏

〔オリエンテーション〕【9：30～10：10】
　歯科用語解説（対象者は歯科医師以外）
　　　　　　　大規模災害対策本部身元確認班　副長　　　　鈴木　道治

1　開　　会　【10：15～】
2　挨　　拶
　　　　　　　大規模災害対策本部長　　　　　　　　　　　細谷　仁憲
　　　　　　　宮城県警察本部刑事部長　　　　　　　　　　田原　一成
3　参加者紹介
4　現状報告
　　宮城県警からの報告
　　「歯牙所見による身元確認の好事例等について」
　　　　　　　宮城県警察本部　捜査第一課総括検視官　　　富澤　俊幸
5　講　　演
　　「東日本大震災の身元確認活動とそこからわかったこと」
　　　　　　　前大規模災害対策本部身元確認班班長　　　　江澤　庸博

昼食・休憩　【11：50～12：50】会場　ラウンジ
　　　　　【12：30～12：40】身元確認セットの説明
　　　　　　　大規模災害対策本部身元確認班副長　　　　　三宅　宏之
6　実習の事前説明
　　　　　　　大規模災害対策本部身元確認班班長　　　　　柏﨑　　潤
7　実　　習　【13：10～15：55】
　　　　　①検死作業
　　　　　②口腔内写真撮影の留意点
　　　　　③レントゲンの撮影について
　　　　　④情報収集　照合
　　　　　⑤情報収集　照合　照合用紙への遺体情報の書き取りと照合
8　講　　演
　　「データで読み解く東日本大震災」
　　　　　　　東北大学大学院情報科学研究科教授　　　　　青木　孝文
9　講　　評
　　　　　　　宮城県警察本部刑事部鑑識課長　　　　　　　後藤　　利
10　修了書授与
11　閉　　会　【16：30】
　　　　　　　大規模災害対策本部　副本部長　　　　　　　岩渕　吉昭

図17-2　宮城県歯科医師会が主催している身元確認研修会のプログラム例
2008年に，第1回目の研修会を実施．当時は，印南知弘先生のご指導で，福島県歯科医師会の研修会をそのまま再現させていただいた．震災後，ICT（情報通信技術）の活用方法や統計データから読みとく震災の実情の講義などを含めて，さまざまな工夫を凝らして現在の形となっている．

合，県内の対応能力ではオーバーフローする可能性があります．具体的には，地域の歯科医師の50％が被災することが想定されるとともに，県内に歯科系の大学組織がありませんので，近隣地域からの支援が不可欠になります．この状況に対処するためには，いざというときに，近隣県（といっても災害規模を想定すると比較的広域になります）からの支援を要請する体制を整備する必要があります．そのために，具体的な支援組織との協定などを締結し，ある程度の交流を行っておくことも必要でしょう．

　同様に，高知県のシミュレーションの他の例をもう一つ取り上げますと，比較的規模の大きい検案所をいかに確保するかという課題への対処があげられます．これは，正確には，警察と自治体との話し合いが基本になります．しかし，実際には，東日本大震災への派遣の経験のある歯科医師が警察官と一緒に要件を取りまとめて，全く専門外の自治体担当者と協議することからスタートする必要があるかもしれません．当然ながら，警察および自治体関係者との信頼関係の構築が必要であることはいうまでもありません．

　また，これまでの歯科医師の災害訓練は，宮城県の訓練のように，各個人の身元確認技

1. 基本的な歯科用語の解説（研修会開始前の午前中に行う特別講義）
   - 警察官および海上保安官を対象として歯科医師は参加しない．
   - アンケート調査で警察官から歯科用語がわからないとの回答が多くみられたので，歯科用語の解説を研修会開始前に行うこととした．歯科的な知識をもたない参加者にたいへん喜ばれている．この内容については，本書の付録に掲載しているので参考にしていただきたい．
2. 実習の概要説明
   - チャート（歯科記録用紙）の記載方法　→　9章参照
   - 照合・判定用紙の記載方法（カルテ，チャートからの転記）　→　13章参照
   - 照合・判定の具体的方法論と勘所の説明　→　13章参照
   - 口腔内写真撮影の説明　→　10章参照
   - ポータブルエックス線撮影装置の説明　→　11章参照
3. 班に分かれたブリーフィングと昼食
   - 1班の人員構成は，歯科医師2名，警察官・海上保安官5～6名の構成として歯科医師が専門用語などを指導できる体制とする．
   - 警察官と歯科医師はなるべく同地域となるような班構成としておく．
   - 参加人数によって班構成を変化させる（現在，参加者80名，9～10班構成程度）．
   - 各班の席のままで，自己紹介をしつつ食事をしてもらう．
4. 検死・歯科記録実習
   - ファントムに付けた顎模型（治療にバリエーションをもたせてあるもの）を用いてチャートの記載を実習する．なお，当初は，遺体役の警察官の口腔状態を記録していたが，実習のための治療のバリエーションを確保するために，最近では顎模型を用いている．
   - 2人1組でチャートを完成させる．1人の歯科医師が検死を行い，チャートへの記録は警察官らが行う．もう1人の歯科医師は警察官らが記載するアドバイスを行う．
   - 1人が終了したら検死の歯科医師を交代してダブルチェックを行う．ただチャートを完成させるのではなく，完成させる過程を警察官らに説明しながら実習を行う．
   - 身元確認班のメンバーが，各班を回って検死内容が目的通り進行しているか，進行スピードのコントロールをしつつアドバイスしてゆく．
   - 全体の進行バランスや，各班共通の注意点は実習担当者のトップがマイクを使用して研修参加者全員に伝える．
   - 検死実習中にあらかじめ警察より案内しておいた報道関係者の取材，インタビューなどに応じる．
5. 照合・判定実習
   - 各班の席に戻り，模擬カルテから照合用紙に「生前情報」をピックアップして記載していく．
   - 予め用意した模擬チャートから死後情報を照合用紙の「死後情報」欄に記載する．
   - 宮城県歯科医師会では歯科医師が生前情報のピックアップを担当し，法執行関係者は死後記録の記載を実習時間の関係から担当する
   - 生前と死後情報から照合を行う．
   - 模擬カルテと模擬チャートの場合は「解答」が作れるのでそれぞれの段階で「模範解答」実習関係者に渡す
   - 照合が終了したら解説する．
6. 講評
   - 刑事部鑑識課長による講評
7. 修了証明書の授与
   - 歯科医師，法執行関係者代表に全員分の修了証を歯科医師会長より授与
8. 閉会宣言

図17-3　宮城県歯科医師会の身元確認研修会における実習プログラムの具体的な内容

術の向上を図る実働型訓練が重視されてきました．**今後，これとは別次元で，想定外の状況下での組織的な対応という大きな視点での訓練も必要であるという指摘もあります．**千葉大学の斉藤久子先生が組織する，JUMP（Japanese Unidentified and Missing Persons Response Team）と呼ばれる身元確認に従事する女性歯科医師のグループでは，岩手医科大学の出羽厚二教授のアドバイスのもと，法歯学分野では珍しい災害机上シミュレーション訓練を実施しています．このような組織対応訓練は，今後，警察と自治体などを巻き込んだ取り組みへと発展させていくことが望まれます．

これら以外にも，大学との連携（歯科系学部のみならず，例えば工学系学部も含む連携等），学会との連携（日本法医学会・日本法歯科医学会のみならず，例えば歯科放射線学会等の新たな学会を巻き込んだ連携），コンピュータ業界との連携（例えば生前情報のバックアップやデータベース化等に関する連携）等，警察歯科医における連携の可能性は外へ向かって大きく広がっています．読者の皆さんの地域の課題に合わせて，このような連携を深めていく，その出発点となるのも人と人とのつながりであることは間違いありません．**図17-1**の玉ねぎの各層の壁を越えた人脈のネットワークを育み，発展させていく視点が，これからの警察歯科医に求められているのです（**図17-4**）．

東日本大震災は，私たちにとってどのような災害であったかと考えたとき，「それは，

あまりにも想像を絶する災害であったため，警察官，歯科医師，大学人などそれぞれの狭い視野を，否応なしに異分野への連携へと向かわせる出来事であった」と捉えることもできます．その認識の転換こそが，震災がもたらした，身元確認におけるパラダイムシフトといえるかもしれません．

最後になりましたが，東日本大震災の身元確認の作業は，現在も継続されていることを申し添え，このたびの震災により被害を受けられた皆様に，心からお見舞い申し上げます．

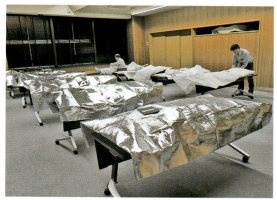
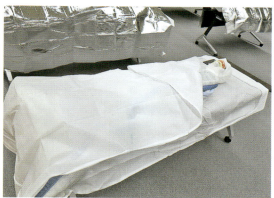
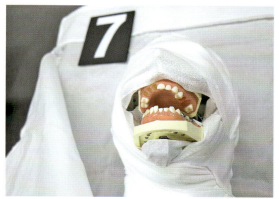
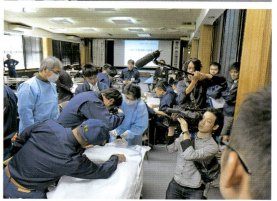
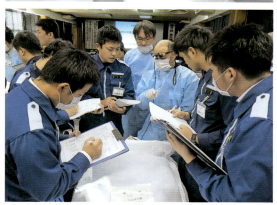
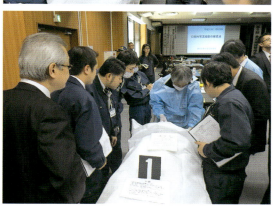
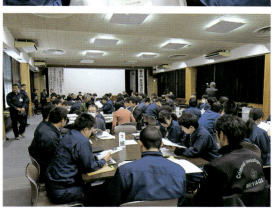

図17-4　第8回宮歯身元確認研修会（平成27年11月29日）
宮城県警本部の全面協力のもとに現実に即した機材を使用

宮城県歯科医師会身元確認研修会で警察関係者などに行っている歯科用語解説

歯　列

　口を正面から見ると，歯が弓状に並んでいるのがわかります．このように歯が並んでいる状態を歯列といいます．上の歯列を上顎（じょうがく）といい，下の歯列を下顎（かがく）と呼称します．

　歯列を正面から見て，ちょうど真ん中が正中で，その正中から左側が右側（うそく），右側が左側（さそく）となり，右と左が向かって見ると逆になります．歯科の歯の記録に関しては，いつも右と左は本人の右か左であり，こちらから見た側と逆になること認識してください．

　歯にはそれぞれ名称があります．❹は大臼歯で親知らずを含めて3本あり，❺は小臼歯で2本です．❻は前歯で3本あります．上の歯の右側を上顎右側歯（じょうがくうそくし），下の歯の左側を下顎左側歯（かがくさそくし）といいます．

　上下左右になる歯を簡略してわかるようにしたものが歯式です．かぎ括弧でこの図にあるように下顎右側は左下に開いたかぎ括弧になります．そして真ん中の歯から1，2，3，4の番号をふってあります．一番奥の智歯は8です．先に説明したかぎ括弧と数字が合わさったものが歯式です．

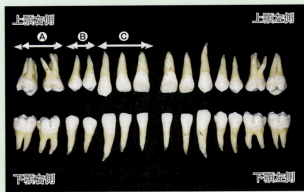

❹ 大臼歯：2本，❺ 小臼歯：2本，❻ 前歯：3本

　この写真には智歯（親知らず，第三大臼歯）は含まれていませんので28本しかありません．智歯を含めると全部で32本となります．

健全歯

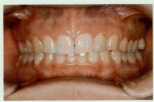 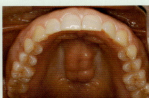

　このようにむし歯になっておらず治療をしていない歯を健全歯といいます．

　この写真は歯全体の状態です．歯は白い部分の歯冠（しかん）と黄色い部分の歯根（しこん）で構成されています．この2つの間が歯頸部と呼ばれています．上顎中切歯は歯根が1本で，上顎右側大臼歯は歯根が3本です．歯によって歯根の数は異なっています．

乳歯列

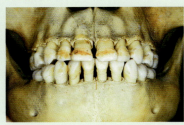 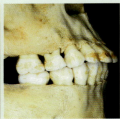 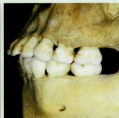 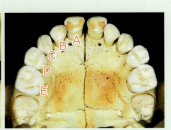

　乳歯は全部で20本です．名称は上顎左側乳中切歯，上顎左側乳側切歯……上顎左側第二乳臼歯となります．永久歯は番号でしたが，乳歯はアルファベットでABCDEと表します．

　乳歯は生後6か月くらいから生え始め，3歳くらいまでに乳歯歯列が完成します．

混合歯列

6歳くらいに第一大臼歯いわゆる6歳臼歯が乳歯列の後方に生えてきて乳歯から永久歯へ生え変わっていきます．この乳歯と永久歯の混在した状態を混合歯列といいます．

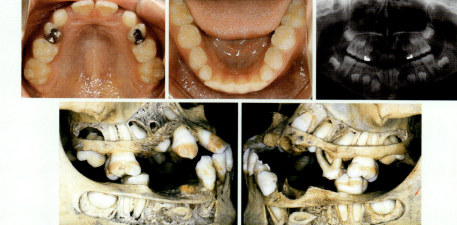

$$\frac{6EDC1 \mid 1CDE6}{6EDC2 \mid 2CDE6}$$

乳歯と永久歯が混在している時期：5〜12歳くらい

永久歯列

永久歯は智歯いわゆる親知らずを入れると全部で32歯あります．そして1本ずつに固有の名称がついています．上顎左側中切歯（1），上顎左側側切歯（2）……上顎左側第二大臼歯（7）となっています．先にも説明をしましたが，中切歯から順に1，2，3，4の番号がふられています．

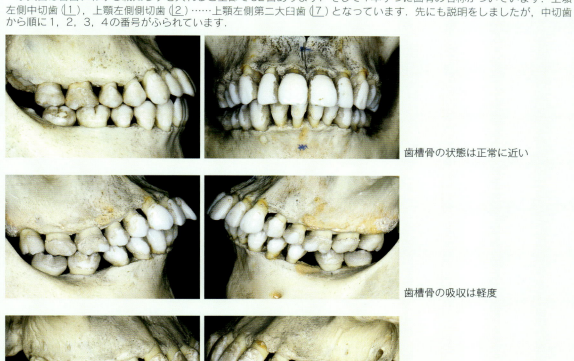

歯槽骨の状態は正常に近い

歯槽骨の吸収は軽度

歯槽骨の吸収は中等度

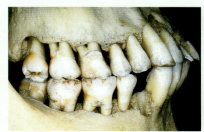
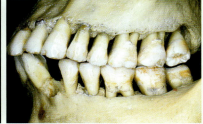

歯槽骨の吸収は高度

部分欠損

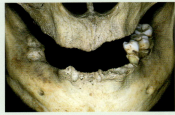
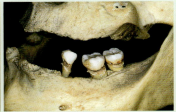

局部床義歯が適応となる状態

無歯顎

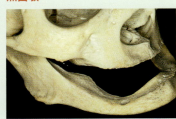
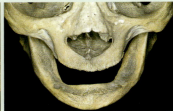

総義歯が適応となる状態

むし歯の進行

C_1：歯の表面の虫歯でエナメル質に限局してあるものです．咬合面の黒くなっているところはわずかです．
C_2：歯の溝の黒い部分がC_1に比べて太く濃い黒となっています．やや深くなったむし歯でエナメル質から象牙質にまで及んでいるむし歯です．
C_3：見た目にだいぶ穴が大きくなっているむし歯です．中の神経まで虫歯が進んでいます．
C_4：見た目の歯冠はほとんどなくなって歯根のみしか見えない．いわゆる残根状態と呼ばれています．

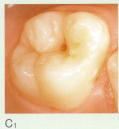
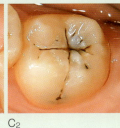
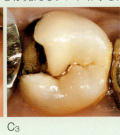
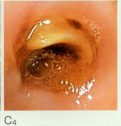

C_1　　　　C_2　　　　C_3　　　　C_4

レジン充填（例：RF，CR）

　むし歯を除去してレジンという白い硬い樹脂を詰める治療です．きれいに歯のように直す治療なので，汚れた口の中でライトが暗いと見落しやすくなります．ブラックライトを用いたり，探針で表面を探りレジン充填かどうかを判断します．

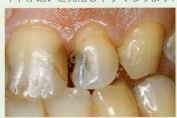
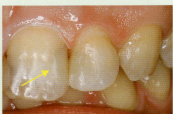

個々の歯の色に合わせることができる．

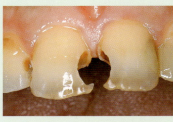
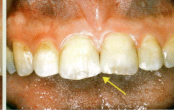

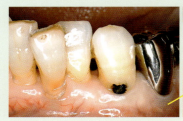
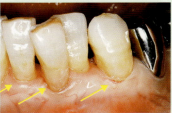

頰側歯頸部にも充填されていることが多い．

アマルガム充填（例：AF，ア充）

主成分：銀錫銅の合金粉末と水銀を専用に練和器で練ります．現在はほとんど使用されていません．見た目はインレーに類似していますが，表面がほそほそした感じのことが多いです．

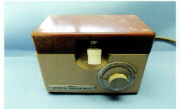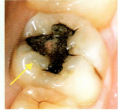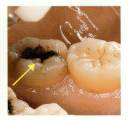

セメント充填（例：グラスアイオノマー充填，グセ充，CF）

液と粉を練和して詰めます．歯の色に比べて充填物の色が違うので，判別はレジン充填よりは行いやすいです．

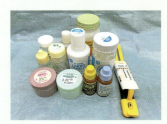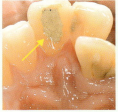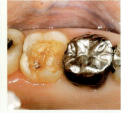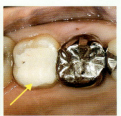

ハイボンドセメント　　グラスアイオノマーセメント

インレー（例：In, SI, PgI, GI, GF, CK）

むし歯を削り型を取り，金属を鋳造して詰める治療法．アマルガム充填と似ていますが，歯との段差も少なく形態の回復がなされています．色は銀色と金色があります．

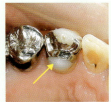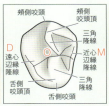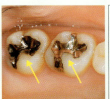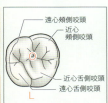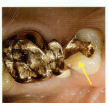

銀色　　　　　　　　　　銀色　　　　　　　　　　金色

FMC（例：クラウン，全部鋳造冠，FCK，GK，FCr）

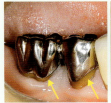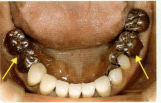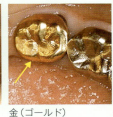

全部鋳造冠ともいわれ，歯の5面をすべて覆っている金属でできた修復物です．

Pd（パラ），銀（シルバー）　　　　　　金（ゴールド）

アンレー

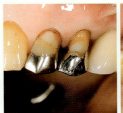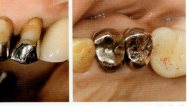

咬頭頂を含み歯冠の大部分を覆っている修復物で，FMCとの違いは5面のうち頬側面と舌側面とが歯頸部まで覆われているかという点となります．

アンレーとFMC

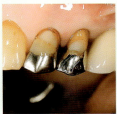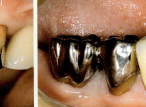

アンレー　　　　　FMC（クラウン：銀色）

17　これからの警察歯科医～まとめ

4/5冠

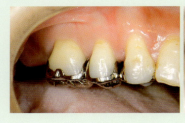
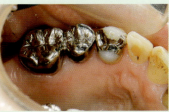

臼歯の歯冠5面のうち，近遠心面，舌側面，咬合面の4面を被覆する部分被覆冠のこと．

ブリッジ（例：Br, Bridge）

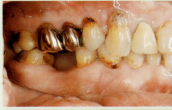
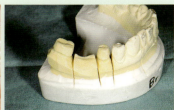

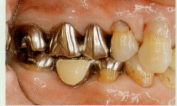
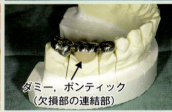

ダミー，ポンティック
（欠損部の連結部）

　一般的には欠損歯が1本または2本のときに行われる修復．
　歯を削りスペースを確保する．最終的にはセメントで付けるので自分では外せません．
　欠損の連結部をダミーまたはポンティックと呼びます．
　手前2本が連結され後ろ，または前にダミーが延長され修復されることがあり，これを延長ブリッジと呼びます．

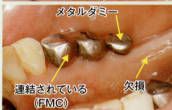
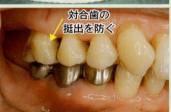
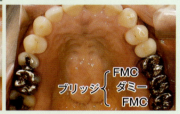

メタルダミー
連結されている（FMC）
欠損
対合歯の挺出を防ぐ
ブリッジ｛FMC／ダミー／FMC｝

レジン前装鋳造冠（例：レジン前装冠，硬質レジン前装冠）

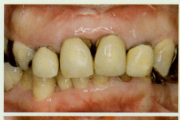
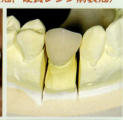

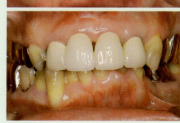
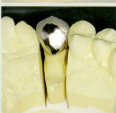

　金属冠の外から見える部分をレジンを用いて白く前装し，他の部分は金属で被覆したもの．
　12%金銀パラジウム合金＋レジン（保険適用）

陶材焼付鋳造冠（例：メタルボンドクラウン，メタボン，MB，MBP）

レジン前装鋳造冠の白いレジンの部分を陶材にしたもの．レジンは数年経つと色が変化してきますが，陶材は色の変化がほとんどみられません．

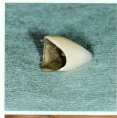 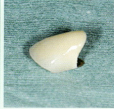 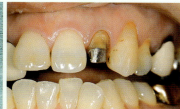 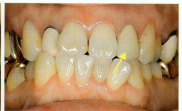
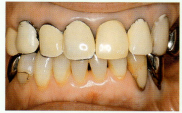 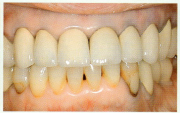 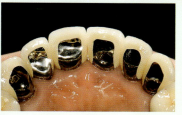

ジャケット冠（例：JK，HJK，レジンジャケット冠，硬質レジンジャケット冠）

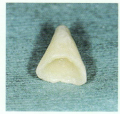 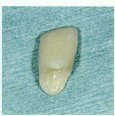 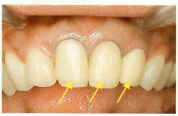

金属以外の単一の材料（レジン，陶材）のみで歯冠形態を回復したもの．
歯肉が残っていると健全歯と区別がつきにくいので注意が必要．

局部床義歯（例：PD，パーシャルデンチャー，部分床義歯）

部分的に欠損した部位の噛み合わせの回復のために用いられる義歯で，自分で取り外しができます．ピンクの部分の床と歯の人工歯（レジン，陶材）と義歯を口の中に維持させるクラスプ（ワイヤークラスプ・鋳造クラスプ）で構成されています．
レジンでできているレジン床義歯と，粘膜に触れる部分がほとんど金属でできている金属床義歯とがあります．

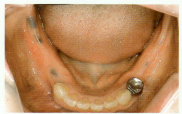 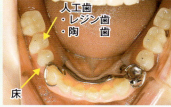 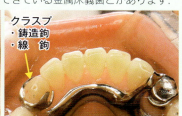

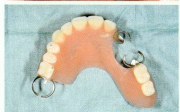 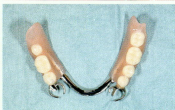

レジン局部床義歯

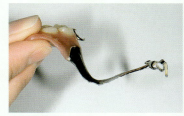 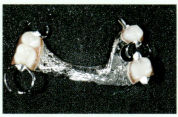

金属床義歯

全部床義歯（例：FD，フルデンチャー，総義歯）

無歯顎の噛み合わせの回復に用いられるもの．全部床義歯はレジンでできているものと，粘膜の触れる大部分を金属でつくっている金属床があります．

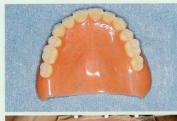
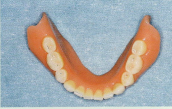

総義歯 { レジン床義歯 / 金属床義歯 }

上下レジン床総義歯

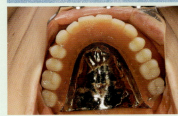
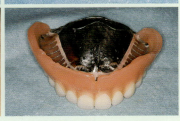

上顎金属床総義歯

欠　損

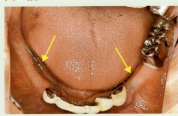
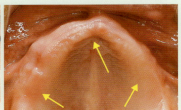

このように歯のない部分を欠損と呼びます．

死後脱落

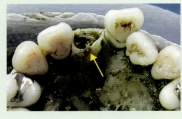
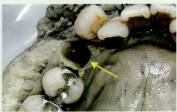

遺体になってから歯が脱落した部位．
生前の欠損と死後脱落の違いは歯のない部分の歯槽骨の状態が違います．
歯槽骨が鋭縁になっているのが特徴．

情報なし

- **遺体情報**
  - 部分的に歯槽骨が欠落
  - 下顎骨または上顎骨の喪失
  - 上下臼歯（8番など）で開口ができず観察不能の場合
  - 焼死体で歯の観察が困難
- **カルテ情報**
  - 記載，記録がない

予防充填（シーラント）

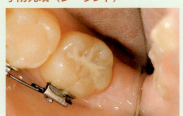

健全歯のむし歯になりやすい部分に予防的に歯を削らずに充填する方法で，白，ピンクなどがあります．

楔状欠損（WSD）

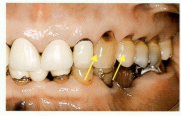 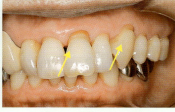

楔状欠損（くさび状欠損）とは，エナメル質とセメント質の境界である歯頸部にしばしば発生する鋭利なくぼみのこと．

咬耗

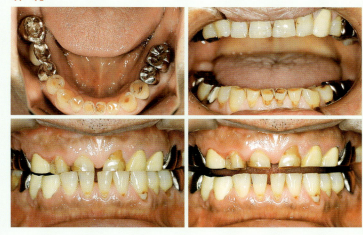

異常な咬合や年齢によって進行する歯の摩耗．

歯冠破折

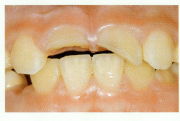

外傷により歯冠部が破折します．今回の震災では前歯などに破折している事象が多く観察されました．

根管治療中仮封

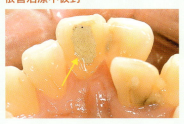

根管治療中（RCT）の歯はこのように仮封材，セメントなどで仮封（かふう）しています．

コーピング（例：レジンコーピング，メタルコーピング，根面板，根面インレー，内冠）

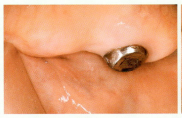 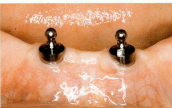

残根状態の歯を保存し，義歯の支えとして利用している状態．金属のキャップのようになっています．

インプラント

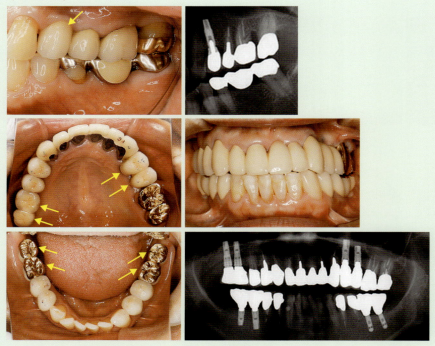

骨の中に人工歯根を埋入し，その上に歯を修復したもの．
　歯肉があるときは健全歯と区別がつきません．軟組織が欠落すると歯頸部に金属が見えてくるので確認できます．また，エックス線を撮ると明確です．

矯正治療

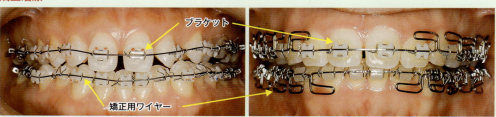

歯を動かして噛み合わせを回復する治療．歯にブラケット（突起物）が接着されており，そこにワイヤーが挿入されています．ワイヤーはまっすぐなものや複雑に曲げられているものがあります．

現場ノート：似顔絵による身元確認

宮城県における東日本大震災の身元確認方法の一つとして遺体をもとに作成した似顔絵を100体分公表することにより，これを端緒に24件の身元確認に至っている．全国（東北3県）では121体公表され，27件の身元確認ができている．

科学警察研究所における白骨遺体の鑑定のほとんどはスーパーインポーズ法が応用されて身元確認が行われており，復顔の検査法を行う事例は約1/10と少ない．

復顔法には粘土法と似顔絵法があり，これを支える学術的根拠は，①軟組織の厚さ，②各部位における頭蓋骨と顔の解剖学的位置関係，③頭蓋骨各部の目，鼻，口などの形態学的相関性をもとに，顔の輪郭，目，鼻，口などの配置をほぼ正確に再現できるが，眉の形や太さ，口唇の厚さ，まぶたが一重か二重などは確定できない．それゆえ，復顔法は科学であるとともにアートでもあるといわれている．宮城県の場合は，このアートの部分で技能伝承官である安倍秀一元機動鑑識隊長が職人技を発揮して，描画法によるリアルな似顔絵を描いた．

復顔法—粘土法：頭蓋骨に粘土を盛り，3次元的に顔貌を復元する方法

描画法：頭蓋骨の基準点から顔貌を2次元的に似顔絵として描き出す方法

参考および引用文献
1) 宮坂祥夫，吉野峰生，瀬田季茂：バイオエンジニアリングの歴史—BEは社会にどのような貢献をしてきたか— 復顔法の現状と今後の展望．BIOENGINEERING NEWS, 20(3), 1995.
2) 宮坂祥夫：復顔による身元確認，日本法歯科医学会第9回大会プログラム・講演要旨集：8-9, 2015.

現場ノート：トリアージと2次トリアージ

トリアージとは患者の重症度に基づいて，治療の優先度を決定して選別を行うことで，語源は「選別」を意味するフランス語の「triage」である．救急事故現場において，患者の治療順位，救急搬送の順位，搬送先施設の決定などにおいて用いられる．「トリアージ」は災害医療等で，大事故，大規模災害など多数の傷病者が発生した際の救命の順序を決めるため，優先順位をつけてふるい分けを行い，トリアージ区分（緑，黄，赤，黒）に患者を迅速に分類することである．可能な限り何回も繰り返して行うことが奨励されている．

1次トリアージ（ふるい分け）は，START（Simple Triage and Rapid Treatment）の基準に沿って行う．たとえば玉突き衝突事故，列車事故等で複数個の救急隊が出場する事案では，隊と隊の間の意思疎通・情報共有のためにもトリアージタッグが使用される．武蔵野市では武蔵野赤十字病院を拠点として医師，歯科医師，薬剤師，柔道整復師が参画した実践的かつ大規模なトリアージ訓練を行っている．

2次トリアージ（院内トリアージ）とは，病院の救命救急部門においてトリアージナース（ERナース）訓練を受けたパラメディックなどによって，PAT（Physiological and Anatomical Triage：頭部から足先までの触診と視診，声がけ）を行いなされる行為である．

(Wikipedia，平成28年度武蔵野市医療連携訓練事前説明会資料（平成28年10月4日）より引用改変)

現場ノート：DMATとJMAT

DMATとは「災害急性期に活動できる機動性を持ったトレーニングを受けた医療チーム」と定義されており，災害派遣医療チーム（Disaster Medical Assistance Team）の頭文字をとって略してDMAT（ディーマット）とよばれている．医師，看護師，業務調整員（医師・看護師以外の医療職および事務職員）で構成され，大規模災害や多傷病者が発生した事故などの現場に向かうために，急性期（おおむね48～72時間）に活動できる機動性を持ち，専門的な訓練を受けた医療チームのことである．災害発生後72時間までを活動の目安としているが，東日本大震災における医療支援活動では，被害が甚大で広範囲であったため3月22日まで活動した．

一方，JMAT（Japan Medical Association Team：日本医師会災害医療チーム）とは，日本医師会により組織される災害医療チームのことである．急性期の災害医療を担当するDMATが3日程度で撤退するのと入れ替わるようにして被災地の支援に入り，現地の医療体制が回復するまでの間，地域医療を支えるための組織である．2016年の熊本地震では歯科医師，歯科衛生士がJMATに参加している．

(DMAT事務局ホームページ，Wikipedia，DMAT標準テキストより引用改変)

よくある質問

○**東日本大震災の宮城県で歯科記録のみで身元の確認がされたご遺体はどれくらいありますか？**

東日本大震災の宮城県で身元確認の際の方法は身体的特徴・所持品が86.2％，DNA型検査が1.1％，指掌紋が3％，歯牙形状が9.7％のデータとなっています．しかしこれはあくまでもそれぞれの方法の中で一番有力であったということで歯牙形状のみで身元確認に至ったわけではありません．前記の方法以外では遺体の収集場所，生活されていた場所や津波で流れた方向なども身元確認の検討資料となった事例もありました．収集された資料を警察が統合的に検討して身元確認に至ります．

○**無歯顎（歯のない方）は歯科記録の採得は必要ないでしょうか？**

歯の「有る・無し」も有効な情報です．しかし無歯顎の死後記録と生前記録の照合は全て「一致」となるため歯科記録での検索は困難となります．そのため無歯顎という情報以外の方法と組み合わせて身元確認されることとなります．エックス線写真が有益な情報となった例も経験いたしました（49，50頁参照）．口腔内に義歯が残っているときは義歯の形状，技工の種別なども参考になる事例もありました．まだ少数ですが義歯の名前入れなどをされている義歯もありますので，義歯の写真は撮影し，義歯修理や増歯などの所見があれば客観的情報として歯科記録用紙に記載しておくことが後の照合に有益となります．

○**全くご遺体から歯科情報を収集した経験がないのですが大災害が発生した際協力することは可能でしょうか？**

可能です．宮城県の震災時，845名（述べ）の宮城県歯科医師会会員の方々のご協力をいただき，この中には警察歯科医の方も含まれて何体か震災前にご遺体の身元確認を経験されていた方もいました．しかし大半の方は経験がなく作業に行く前に事前説明を受けて作業をしていただきました．他県の方々の中にも検死の経験のない方もいました．大災害の場合はより多くの方々の協力が必要となります．現在各歯科医師会で警察歯科・身元確認研修会などが開催されます．こういった協力をお考えの方は是非事前にこのような研修会に参加されることをお勧めいたします．

○**支援にいった際のメンタルヘルスの対策はどうしたらいいでしょうか？**

検案所にはいると一種の興奮状態になります．また作業中も立ち続けることが多くなりますので，1時間程度作業したら休憩を取る必要があります．外の空気に触れて気持ちを切り替えて，作業のないときは椅子に座って休むことも重要です．他県に支援にいった際は，夜は皆さんと食事をして和やかに過ごすことをお勧めします．また現地の県の担当者から情報をもらうこともメンタルヘルスの一助になると思われます．決して無理をしないで難しいときはその班の責任者と相談して対応してください．地元に帰ってきてメンタル的に苦しくなったときは親しい仲間と話しをしたり歯科医師会に相談し，専門家によるカウンセリングを受けることなども一つの方法です．

○**歯科医師会の身元確認研修会ではどのようなことが必要とされますか？**

災害が発生し歯科情報収集が必要となった際に，歯科記録表の作成，口腔内写真・エックス線の撮影など客観的な資料収集を行なうこととなります．そのためにも具体的な作業手順を確認しておく必要があるでしょう．またこのような研修会は歯科医師会，警察や海上保安部，地元大学との連携を取る上で重要です．平時から連携を密にした関係が震災時に大きな力となります．現在このような研修会を開催している歯科医師会・大学は増えてきています．まだ開催していない歯科医師会などでは既存の研修会などを参考にされるとよいと思われます．また開催されているところも横の連携を取り今後どのようなことが必要か情報を共有していくことも必要だと思われます．

○**口腔内の記録を採る時に注意点はありますか？**

ゆっくり落ち着いて行えば普段の臨床で行っている作業と類似します．法医学的な専門知識がなければできないというものではありません．

しかし検案所はライトが暗く口腔内の観察が困難なことが想定されるためヘッドライトなどがあると便利です．もう一つ注意点は臭いです．視覚的には作業を繰り返していくと慣れていきます．しかし臭いだけは経験しても慣れるということは少ないようです．N95のマスクやハッカ油など準備するといいでしょう．記録は確認できないことは想像で記載しないことが大切です．確認できないところは「情報なし」や「不明」の記載となります．そして細かい点でも観察した事項は記録用紙に記載しておいたほうが後で照合した際に役立ちます（61頁参照）．

○カルテ起こしって何ですか？
　91頁現場ノート「カルテ起こし」って何？を参照して下さい．

○履物の注意点はありますか．汚れた時はどうしたらいいでしょうか？
　検案所までの移動は警察関係者の安全管理の元で行われるので危険な場所を移動することは少ないと思われます．しかし災害後状況はそれぞれ異なりますので鋭利なものから保護する上で安全靴など怪我を防げるようなものを準備しておくと宜しいと思われます．そして長靴などを用意して検案所の中での作業では履き替えたほうがいいでしょう．検案所の床もその状況により異なりますが今回の震災時の宮城県の検案所では作業中長靴がひどく汚れるような状況は少なかったようです．作業中に汚れた時はよく水洗いしてください．汚染を拡大させないよう移動の際は長靴を履き替えて移動の車に乗車する配慮が必要です．作業に使用した長靴などはビニール袋などに入れておくといいでしょう．

○歯牙所見から年齢推定を依頼されたらどうしたらいいでしょうか？
　歯の咬耗状態，治療部位・種類，欠損状態などから大まかに年齢を推測することは可能です．しかしその方の生活背景などにより個人差があることは考えられます．歯を支えている歯槽骨の状態やレントゲンにおける骨陵の状態も参考になります．歯根の形成状態を観察することは若年者の推定には有効です．特に10代後半から20代後半までは下顎の智歯の歯根の状態は参考になります．

○他県に支援に行く際，携帯品で留意する点は何ですか？
　宮城県に支援に来ていただいた方々の滞在期間は5日間くらいでした．移動も入れると7日間くらいの準備が必要となります．この際着替え下着などは最低3日分用意するとよいと思われます．時期が冬でありますと防寒対策は十分に考えて準備する必要があります．検案所はとても寒く暖房なども十分にないことが想定されます．現地の責任者との名刺交換も重要な手順です．また記録のためのデジタルカメラも必要です．個人準備品で必要と思われることを下記に列挙します．

1. 下着上下（3）　2. 着替え上下（3）　3. 靴下　4. 作業着　5. 安全靴　6. ガウン　7. 長靴　8. 運動靴　9. 雨具　10. 帽子　11. 手袋　12. ナップザック　13. 水筒　14. 洗面道具　15. 筆記用具　16. 名刺　17. 身分証　18. 万能ナイフ　19. デジカメ　20. メガネ（ゴーグル）　21. 携帯電話など

○移動手段はどのようになりますか？
　地元で県内の震災の場合は移動に関しては歯科医師会の担当者から指示があると思われます．宮城県では県警本部まで自分で移動してそこから県警の車・バスなどでの移動となりました．震災時は県警の周りに車を止めることはできませんので県警までの移動手段は留意が必要です．他県に支援に行く際は日本歯科医師会の指示のもと移動することとなりますが基本的には支援県で移動は検討することとなります．宮城県歯科医師会ではレンタカー会社と事前に契約を行い震災時に優先的に車を用意してもらうよう準備しています．ナンバーが決まりましたらすぐに県警にて災害指定車両の許可を得て現地に向かいます．

○検案所についたらどのように始めたら宜しいでしょうか？
　県警察本部から県警の車で移動し検案所に移動します．その際運転している方は警察官ですが移動の係りになりますので検案所ではそこのその検案所の警察の責任者とまず初めに挨拶をして名刺変換することが重要です．そしてその責任者の指示のもと作業を始めていきます．この検案所で2次災害が発生した際もこの方の指示のもと避難することとなります．何か問い合わせの際もこの方を通して行ったほうが望ましいと思われます．

○災害が発生したらすぐにでもボランティアとして応援に行きたいのですがどのようにしたら宜しいでしょうか？
　身元確認における歯科記録は歯科医師のみの判断で行っていくのではなく警察組織の指示のもと行われていく作業です．そのため地元歯科医師会の指示のもと行動することが大切です．歯科医師会として他県に支援に行く際は日本歯科医師会と警察庁の指示のもととなります．単独で他県の支援に移動しても混乱を招くだけです．事前に地元歯科医師会に問い合わせていただきこのようなときの組織について確認しておくとよいと思われます．

○歯科所見の照合を他県に支援に行ったとき行うことがありますか？
　主に検案所での作業は歯科記録の採得となります．照合は生前記録があり始めて行うことのできる作業です．したがって歯科記録の採得後すぐに照合を行うことは通常はありません．まれにその検案所で以前に採得されたご遺体の生前記録と思われる資料が提示された場合照合を依頼されることが宮城県では数件ありました．これもその検案所，県によって体制が異なりますのである程度は準備が必要ではないでしょうか．

○歯科所見の照合は難しいですか？
　照合に客観的に記録された情報を照合用紙に転写し，それぞれの歯牙について「一致」「不一致矛盾なし」「不一致矛盾あり」の3つに分け判定していきます（93頁参照）．特に「不一致矛盾あり」について留意して判定していくと全体像が見えてくると思われます．まずは全体的に大きく矛盾するものなのか，矛盾しないものなのかを判定していくことが重要です．いわゆるマクロからミクロをみていく流れとなります．この照合の判定が身元確認のすべてとはなりません．判定が困難な場合はその理由を記載して「判定不能」とすることも必要となります．

18 むすび～感謝を込めて

謝辞

- 宮城県警察本部の桜井仁志様および伊東哲男様には，発災当時の鑑識課長および機動鑑識隊長として，身元確認における情報技術の活用に関してきわめて迅速かつ合理的な意思決定をされ，全面的なご協力を頂きました．このお二人の存在は，宮城県における法歯学的な身元確認作業の推進において不可欠でした．元機動鑑識隊長の安倍秀一様には，遺体からの似絵作製のほとんどを行って頂きました．また，他にも，現在に至るまで多数の宮城県警をはじめとした警察関係者の皆様にご協力頂いております．
- 日本歯科医師会（日歯）現副会長の柳川忠廣先生は発災当時の常務理事として，警察歯科活動全体の企画・調整に強力な手腕を発揮されるとともに，政府・中央省庁と我々被災地との円滑なコミュニケーションを確立して頂きました．また，東日本大震災以前より，2009年の新潟での警察歯科医会全国大会のシンポジウムに参画頂くなど，さまざまな支援とご指導を賜りました．
- 福島県歯科医師会元理事の印南知弘先生には平成17年の福島県歯科医師会の身元確認研修会からお世話になりました．平成20年2月に行われた宮城県における第1回の身元確認研修会では当時行われていた福島県の教育システムをそのまま宮城県で再現して頂きました．また，宮城県の検死マニュアル作成については福島県歯科医師会の全面的協力を得ました．
- 陸上自衛隊陸将補であった片山幸太郎先生（現厚生労働省　関東信越厚生局指導医療官）と医療法人社団泰峰会ヤナセ歯科医院院長　簗瀬武史先生には自衛隊の歯科医官が検死に参加するための道すじを開くことにご尽力頂きました．結果的には自衛隊歯科医官の検死は福島県のみとなりましたが，お二人には実際の検死にも福島，宮城それぞれの県で参加して頂きました．
- 東北大学の大学院歯学研究科の佐々木啓一研究科長には強いリーダーシップを発揮して頂き，小関健由先生，鈴木敏彦先生をはじめとする東北大学歯学部の先生方には，震災直後の急性期に1日最大40名という多人数の検死応援をして頂きました．
- 身元確認の検死実務につきましては宮城県歯科医師会会員が過半数の検死を行いましたが，全国各地の歯科医師会から検死応援をして頂きました．
  - 3月19日からは日歯を通して山形県歯科医師会をはじめ全国28の都府県の歯科医師会からの検死応援を頂きました．特に山形県歯科医師会からは現山形県歯科医師会長の永田秀昭先生，土門宏樹先生，大江政彦先生方の強力で明確なリーダーシップにより3陣にわたり80名弱の先生方に応援を頂きました．山形の先生方は朝，宮城県警本部まで山形県警の車両で来て，検死が終わるとまた山形に帰るという日帰りの検死日程でした．以下に山形県から検死に参加して頂いた先生方を列記させて頂きます．
    永田秀昭先生，土門宏樹先生，大江政彦先生，青野　宏先生，池田俊夫先生，荻原聡先生，伊藤弘恵先生，足立幸一郎先生，柿﨑勝幸先生，斎藤純一先生，大滝　洋先生，林　政俊先生，長岡敬凌先生，佐藤崇文先生，松田幸夫先生，鈴木欣一先生，石山

武徳先生，木原　敬先生，大沼照美先生，高橋　健先生，海老名宏充先生，鹿野八弥先生，熊沢正博先生，東海林俊影先生，矢萩弥奈先生，大沼智之先生，渡部恒久先生，鈴木友一先生，小関陽一先生，青山　登先生，齋藤裕太先生，前田享一先生，石黒慶史先生，大沼　斉先生，大平敦郎先生，齋藤　寛先生，冨田　滋先生，五十嵐　悟先生，村上　聡先生，村上　武先生，加藤一義先生，寺嶋　誠先生，髙橋典子先生，飯田俊也先生，齋藤　学先生，三條貞夫先生，羽鳥清人先生，黒江敏史先生，原田　啓先生，土田仁志先生，原　一恵先生，林　隆志先生，清野　肇先生，伊藤直樹先生，結城和生先生，小池　亮先生，長谷川貴浩先生，永田一樹先生，後藤顕一先生，土田俊宏先生，伊藤弘恵先生，綾田健太郎先生，星　泰文先生，加藤克彦先生，五十嵐　靖先生，深瀬公彦先生，成瀬啓一先生，伊藤　正先生，高木幸人先生，富樫正樹先生，加藤雄大先生，戸田慎吾先生，橋本憲二先生，五十嵐　栄先生，林　隆一先生，小松俊博先生，高橋誠先生

　特筆すべきは3陣のなかで最初のチームに検死手順を説明した後の2陣以降にはその手順を内部で伝えて，食料まで持参して頂きました．このようにすべて自律的に行動してもらえるパターンは，被災地の応援をしてもらう側としては大変ありがたい支援であり，見本的な検死応援の形でした．

- 3月23日より28日までの5日間は日歯合同チームとして山崎一夫隊長以下女性1名を含む総計20名の先生方で検死応援を頂きました．その構成は愛知県歯科医師会の須賀　均先生，杉浦隆彦先生，西村助吉先生，近藤裕之先生，長野県歯科医師会から中村達弥先生，横澤　智先生，山岸光男先生，中島崇樹先生，日本歯科大学から代田あづさ先生，光安廣記先生，小倉　晋先生，石井達也先生，日本口腔インプラント学会から井汲憲治先生，東京都歯科医師会から山崎一男先生，河合洋嗣人先生，篠塚嘉昭先生，山梨県歯科医師会から渡邊秀昭先生，若尾徳男先生，三森幹夫先生です．この頃宿泊先ホテルではトイレが使用できず，道向かいの建設会社のトイレを借りて，お風呂にもほとんど入れないという状況のなかでの検死でした．

- 3月29日からは山形県の第2陣，その後全国各地の歯科医師会からの検死応援を頂きました．
    - 新潟県(4/4〜)からは小竹弘之先生，北村信隆先生，神成康一先生，穂苅雅人先生，堀野一人先生，柳沢秀樹先生．
    - 広島県(4/9〜)三反田　孝先生，渡辺文衛先生，片山　淳先生，岡　広子先生，藤田　剛先生，河口浩之先生，加藤　徹先生．
    - 山形県(4/14〜：第3陣)
    - 京都府(4/19〜)木村明祐先生，仲岡佳彦先生，佐々木俊夫先生，三木隆一先生，髙島啓太先生，嶋村清次先生．
    - 岐阜県(4/24〜)西脇孝彦先生，金光一夫先生，木方多加志先生，岩崎隆弘先生．
    - 兵庫県(4/29)板垣裕之先生，吉野裕之先生，田川宣文先生，藤田顕治先生．
    - 栃木県(5/4)田村一夫先生，関　謙一先生，小林幸雄先生，橋本　等先生，石川秀忠先生，鶴貝隆男先生，阿部哲男先生，平野良信先生，牟田具城先生．
    - 神奈川県歯科医師会　羽鳥孝郎先生(5/7〜11)
    - 静岡県(5/9〜)鳥居賢一先生，鈴木篤実先生，榎本　透先生，堀江薫雄先生，長谷川義仁先生，松野　彰先生
    - 群馬県(5/14〜)丸茂忠英先生，長島　明先生，設楽昌博先生，中野善夫先生，下山盛司先生

- 岡山県（5/19〜）橋本真治先生，水川正弘先生，渡辺　治先生，松本浩一先生，谷　俊彦先生，貞森平樹先生．
- 山口県（5/24〜）松浦哲郎先生，右田泰之先生，田邉　均先生，板敷康隆先生，白根　忠先生，菅　北斗先生．
- 熊本県（5/29〜）伊藤明彦先生，矢毛石睦男先生，大部彰義先生，角岡秀昭先生，松田光正先生，内﨑祐一先生．
- 島根県（6/3〜）上田雅康先生，安部　守先生，松田秀司先生，蒲池悟郎先生，吉田達彦先生，中村英典先生．
- 大分県（6/8〜）木村哲也先生，小野恭央先生，谷口英昭先生，和田孝介先生．
- 福岡県（6/13〜）秋山愼一郎先生，半田　正先生，山田欣央先生，古澤一彦先生．
- 宮崎県（6/18〜）丸山壽夫先生，西山伸二先生，鬼村晃太郎　先生，中里一成先生．
- 和歌山県（6/23〜）髙木健次先生，井内　洋先生，木村　稔先生，神田順司先生．
- 沖縄県（6/26〜）喜屋武　満先生，廣瀬康行先生，与那覇朝路先生，赤嶺裕也先生．
- 鹿児島県（7/1〜）朝川　慧先生，中目郁彦先生，北園俊司先生，濱﨑　慎先生．
- 秋田県（7/6）船木康博先生，細川隆文先生．
- 神奈川県（7/16）福本義克先生，山口里恵先生．
- 埼玉県（7/21）吉田　司先生，漆畑　健先生
- 青森県（7/26）上松丈裕先生，鹿内恒樹先生

● 岩手県歯科医師会の菊月圭吾先生，狩野敦史先生，岩手医科大学の出羽厚二先生には，岩手県における身元確認活動に関する詳細な情報提供ならびに3県統合検索のためのデータ連携に関して，全面的なご指導とご協力を賜りました．

● 宮澤歯科クリニック宮澤富雄先生には，Dental Finderの開発の初期において，エクセルによるスクリーニングモデルを参考にさせて頂きました．

● 日本歯科医師会と徳島県歯科医師会のご協力によりポータブルエックス線撮影装置を長期間貸用させて頂きました．この装置の運用により検死用キットのパッケージ化をすることができました．

● デキシコウインジャパン（株）の藤井　彰社長には，ポータブルエックス線撮影装置の導入にご協力頂きました．また2台のポータブルエックス線撮影装置を長期間貸与させて頂きました．
（当時の会社名である10 DR JAPAN（株）はデキシコウインジャパン（株）に社名を変更している）

● 神奈川歯科大学の川股亮太先生をはじめとする放射線学教室の先生方，さらに，同大学附属病院の閑野政則元放射線技師長には，エックス線撮影の際の放射線防護に関してご指導を頂きました．また，多数のエックス線防護エプロンを寄付して頂きました．

● 当時東北大学情報科学研究科大学院の青山章一郎さんには宮城県警本部内で生前情報，死後情報の入力を長期にわたって行って頂きました．彼のカルテやチャートからデジタル変換して入力するスピードと能力がなければ我々の照合は成り立ちませんでした．同研究室の伊藤康一助教には情報科学の専門分野を生かしたさまざまなサポートをして頂きました．

● 新潟県歯科医師会の五十嵐　治会長，岡田広明元会長，松川公敏副会長，松﨑正樹専務理事，山下　智常務理事，北村信隆先生，瀬賀吉樹様，黛　優太様，さらに，松本智宏様をはじめとする株式会社BSNアイネットの品田　勇様，梅津雅之様，南雲俊介様，伴内富士男様，青野　享様，小林　明様，野本隆男様，中島尚志様には，新潟プロジェ

クトの構成員として，身元確認のIT化に関して，大胆かつ粘り強い活動を継続して頂きました．
- 東社シーテック株式会社 代表取締役 本田光正様をはじめとする皆様には歯科情報照合システムの開発に関してご協力頂きました．
- 日本歯科医学会会長の住友雅人先生におかれましては，厚生労働省「歯科診療情報の標準化に関する検討会」の座長として，日頃より多大なるご指導をいただいております．厚く御礼申し上げます．
- 秋田大学の大谷真紀先生には，高い専門的な見識と持ち前の明るさ・誠実さを発揮してくださり，異なる県の歯科医師会や法医学者の先生方と，我々の交流に関して，さまざまなご尽力を頂いております．
- 日本大学歯学部の小室歳信先生，当時東京歯科大学（現奥羽大学歯学部）の花岡洋一先生，千葉大学の齋藤久子先生，神奈川歯科大学の山田良広先生ならびに山本伊佐夫先生，日本歯科大学の都築民幸先生ならびに岩原香織先生，東邦大学の高橋雅典先生，鶴見大学の佐藤慶太先生をはじめとする日本法歯科医学会の先生方には，平素よりご指導を賜っております．
- 衆議院議員の古川元久先生ならびに中川正春先生，元衆議院議員の山尾志桜里先生，参議院議員の西村まさみ先生には，歯科情報の標準化事業の実現につきまして，多大なるご支援を頂いております．
- さまざまな観点からご指導頂いている以下の先生方や関係者の皆様に感謝いたします．
  （震災後の検死応援の方との重複があります）
  - 日本歯科医師会の堀　憲郎先生，柳川忠廣先生，村岡宜明先生，杉山茂夫先生，小玉剛先生
  - 沖縄県歯科医師会の比嘉良喬先生
  - 鹿児島県歯科医師会の森原久樹先生，西　孝一先生
  - 熊本県歯科医師会の浦田健二先生，小島博文先生，矢毛石陸男先生，前野正春先生，吉田公典先生
  - 大分県歯科医師会の木村哲也先生
  - 大分県臼津歯科医師会の白土清司先生，小名川良輔先生
  - 大分県臼杵市歯科医師会の舛友一洋先生
  - 長崎県歯科医師会の許斐義彦先生，田中靖彦先生，今井忠之先生，中留真人先生
  - 宮崎県歯科医師会の丸山壽夫先生，西山伸二先生
  - 徳島県歯科医師会の早雲講二先生
  - 高知県歯科医師会の織田英正先生，沖　義一先生，高橋宏治先生，岡崎圭助先生，公文義浩先生，吉田有里先生，植木啓恵様
  - 広島県歯科医師会の本山智得先生，山崎保彦先生，片山　淳先生
  - 広島県警察歯科医会の渡辺文衛先生，池田正弘先生
  - 島根県歯科医師会の上田雅康先生
  - 岡山県歯科医師会の酒井昭則先生，藤井龍平先生，横見由貴夫先生，渡辺　治先生
  - 兵庫県警察歯科医会の森鼻健史先生，板垣裕之先生，田川宣文先生，藤田顕治先生，黒田延彦先生，阿部勝也先生，河原　忍先生，福水秀樹先生，澤村英明先生，瀧北祥子先生
  - 兵庫県歯科医師会の澤田　隆先生，豊川輝久先生，小川和宏先生，高橋しんご先生
  - 大阪府警察歯科対策室の溝畑正信先生

- 奈良県歯科医師会の森口浩充先生，増田信一先生，東浦宏守先生，松中　保先生，堀内志厚先生，青山昭典先生，槌谷正徳先生，木村雅年先生，南野康彦先生，正司二朗先生，南島正和先生，柏木正好先生，菊山康彦先生，霜田吉見先生
- 岐阜県歯科医師会の阿部義和先生，野村岳嗣先生，木方多加志先生，西脇孝彦先生，金光一夫先生
- 三重県歯科医師会の陣田清士先生
- 愛知県歯科医師会の須賀　均先生，杉浦隆彦先生，大野勝弘先生
- 静岡県歯科医師会の鳥居正雄先生，鈴木英生先生，鳥居賢一先生，栩木厳也先生，平岡啓太先生
- 群馬県歯科医師会の村山利之先生，遠藤輝治先生，丸茂忠英先生，高橋利幸先生，大國　勉先生，高瀬裕志先生，小野　徹先生，中曽根直弘先生
- 栃木県歯科医師会の田村一夫先生
- 埼玉県歯科医師会の福岡　央先生
- 神奈川県茅ヶ崎歯科医師会の北村信行先生，下里直弘先生，中川　淳先生
- 東京都調布市歯科医師会の森末裕行先生，村田　功先生，杉本　明先生，横山源一郎先生，乙黒明彦先生，小田切秀男先生，小原希生先生，名取光一先生，森田泰典先生，森　靖先生，柳沢英彦先生，古仙芳樹先生，南　清隆先生
- 東京都滝野川歯科医師会の浅野正樹先生，野川博孝先生
- 東京都港区警察歯科医会の牧田博至先生，亀田智之先生
- 千葉県歯科医師会の大森基夫先生，木下善隆先生，岡本英彦先生
- 北海道歯科医師会の富野　晃先生，河野崇志先生，舩越　誠先生，大熊一豊先生，加我英史先生，井田和利様
- 福岡歯科大学同窓会の中　四良先生，岩本憲明先生
- 神奈川歯科大学の鹿島　勇先生，大平　寛先生，櫻井　孝先生
- 元神奈川歯科大学の高橋常男先生
- 神奈川歯科大学同窓会の斉藤康裕先生，後藤　修先生
- 東北大学の舟山真人先生，小坂　萌先生，冨士岳志先生，有路綾子様，藤本竜一様
- 東北大学歯学部同窓会の大内光太郎先生，伊東秀美先生
- 千葉大学の岩瀬博太郎先生，咲間彩香先生
- 鶴見大学の勝村聖子先生，小林　馨先生
- 日本大学の網干博文先生
- 東京医科歯科大学の櫻田宏一先生
- 東京歯科大学の橋本正次先生，水口　清先生
- 明海大学の坂　英樹先生，浅見瑠璃先生
- 朝日大学の勝又明敏先生
- 東京慈恵会医科大学の福井謙二先生
- 広島大学の谷本啓二先生
- 島根大学の竹下治男先生
- 岡山大学の浅海淳一先生，岡田俊輔先生，三浦雅布先生，柳文　修先生
- 新潟大学の高塚尚和先生，林　孝文先生
- 元新潟大学の山内春夫先生
- 岐阜大学の武内康雄先生
- 東京大学の井田有亮先生

- 大阪大学の玉川裕夫先生
- 放射線医学総合研究所の江澤英史先生
- 筑波メディカルセンターの塩谷清司先生
- Ai情報センターの山本正二先生
- 群馬県警察の斉田　斉様，大木　晋様，諸田輝光様，樺澤正浩様，金子真一郎様，緑川　順様
- 元群馬県警察の藤原重紀様，五谷重顕様，小倉正美様，小林政夫様，岡野　潔様，井上清二様
- 元静岡県警察の大石盛幸様，石田高美様，山本構三様
- 長野県警察の長谷川康彦様，清水宏光様，割田一志様
- 新潟県警察の小幡政行様，山本純市様，青木正行様，阿部　実様，坪川央人様，金子公二様，半戸貴行様
- 岐阜県警察の小山正典様，山本直喜様，太田秀弘様，佐名康太様，貫城晋吾様
- 警視庁の中村　格様，高田　浩様，山田伴高様，原田浩典様
- 元警視庁の土田　猛様
- 報道関係…共同通信社の平野雄吾，NHKの吉楽　禄様，テレビマンユニオンの那須恭子・松葉直彦様，上毛新聞の赤石知子様・鶴田理紗様・清水信治様，朝日新聞の高重治香様・木下こゆる様・山下奈緒子様・木村直子様，読売新聞の大塚美智子・隅谷　真様，毎日新聞の鈴木敦子様・伊澤拓也様，TBSテレビの福士洋通様，元TBSの岸根有輝様

●長田電機工業株式会社（当時の仙台営業所所長）の齋藤文雄様には遺体のエックス線撮影機材の運用について長期にわたりご支援を頂きました．

●東北IT新生コンソーシアムの皆様には，クラウド型の歯科情報照合システムの開発に際してご協力頂きました．また，宮城県歯科医師会身元確認研修会における熱心なるサポートを頂きました．

●震災当時の宮歯身元確認班と現在の身元確認班の先生方：駒形守俊先生，千葉　宏先生，鈴木道治先生，三宅宏之先生，阿部清一郎先生，菅原　恭先生，鈴木敏彦先生（東北大学）に感謝申し上げます．

●最後になりましたが，宮城県歯科医師会（宮歯）細谷仁憲会長をトップとして宮歯会員の皆様の休日を問わない献身的な協力があったからこそ年単位の長期的検死ができたものと思われます．また宮歯事務局にあっては佐藤美智子さんをはじめとする事務職員の全面的なサポートがあったからこそこのような検死の継続ができました．また，この本は宮城県歯科医師会の全面的協力のもと完成に至りました．

以上，皆様にこの場をお借りして，改めて厚く御礼申し上げます．ありがとうございました．

なお今回の大震災では全国から多数の歯科医師および歯科関連の業者を含む多くの方々に身元確認に参加して頂いたり，物的支援を戴きました．そのため，この欄に掲載できなかった方々がいるかもしれません，その際はどうかご容赦ください．

災害関連

1) 社団法人福島県歯科医師会：FUKUSHIMA―東日本大震災と原発事故の地から―東日本大震災報告書．福島，2013．
2) 社団法人岩手県歯科医師会：岩手県歯科医師会報告書―2011.3.11 東日本大震災と地域歯科医療．岩手，2012．
3) 社団法人宮城県歯科医師会：東日本大震災報告書―東日本大震災への対応と提言．宮城，2012．
4) 柏﨑　潤：特集3.11関連記事―東日本大震災から5年そしてこれから―活動は震災前から繋がっていた．宮歯会報，462：2-3，2016．
5) 江澤庸博：東日本大震災から5年そしてこれから―宮歯身元確認班ができるまでと知られざる真実―．宮歯会報，464：11-12，2016．
6) 柳川忠廣，江澤庸博：我々にとっての災害とは何か？―全国に問う災害想定とその対応―．シンポジウム，第14回警察歯科医会全国大会，宮城，2015．
7) 平田　直：東北地方太平洋沖地震と今後の巨大地震の姿．特別講演，日本法歯科医学会誌，7(1)：15-17，2014．
8) 藤村　朗，安藤禎紀，熊谷章子，菊月圭吾：東日本大震災後の岩手県沿岸部捜索に関わった自衛隊員の毛髪成分．日本法歯科医学会誌，7(1)：64-66，2014．
9) 柏﨑　潤，江澤庸博，千葉　宏，鈴木道治，三宅宏之，駒形守俊，青木孝文，岩渕吉昭，細谷仁憲：大規模災害時における客観的資料収集の重要性―画像情報の組織的収集に伴う困難とその克服―．ポスターセッション，第13回警察歯科医会全国大会，徳島，2014．
10) 鈴木敏彦，青木孝文，佐々木啓一：身元確認に向けた歯科データセットの国際標準化．ポスターセッション，第13回警察歯科医会全国大会，徳島，2014．
11) 江澤庸博：今月の論点　超大規模災害の対応を考える①　東日本大震災における身元確認活動に至るまで．日本歯科評論，844：5-7，2013．
12) 江澤庸博：今月の論点　超大規模災害の対応を考える②　東日本大震災―人の出会いで支えられた身元確認活動．日本歯科評論，847：5-7，2013．
13) 江澤庸博：今月の論点　超大規模災害の対応を考える③　東日本大震災―人で支えられた身元確認活動とそのエピソード．日本歯科評論，850：5-7，2013．
14) 江澤庸博：今月の論点　超大規模災害の対応を考える④　東日本大震災―人とのであい，そして日本臨床歯周病学会との関わり．日本歯科評論，853：5-7，2013．
15) 江澤庸博，鈴木道治，駒形守俊，青木孝文，岩渕吉昭，細谷仁憲：東日本大震災の身元確認活動における画像データ収集の実際．ポスターセッション，第12回警察歯科医会全国大会，福島，2013．
16) 柏﨑　潤，千葉　宏，三宅宏之，青木孝文，半澤和雄，細谷仁憲：身元確認のための歯科情報照合システムの開発の経緯．ポスターセッション，第12回警察歯科医会全国大会，福島，2013．
17) 狩野敦史，菊月圭吾，小野博之，白石秀幸，黒澤正雄，熊谷哲也，斉藤雅人，熊谷章子，藤村　朗，出羽厚二：東日本大震災における身元確認作業―身元照合ソフト36(サブロク)検索―．日本法歯科医学会誌，6(1)：35-37，2013．
18) 菊月圭吾，狩野敦史，小野博之，白石秀幸，黒澤正雄，熊谷哲也，斉藤雅人，熊谷章子，藤村　朗，出羽厚二：東日本大震災における身元確認作業―震災からの教訓と検証―．日本法歯科医学会誌，6(1)：38-40，2013．
19) 大森基夫，木下善隆，堤　正弘，岡本英彦：歯科所見照合時の判断基準についての一考察．日本法歯科医学会誌，6(1)：59-61，2013．
20) 岡本英彦，木下善隆，堤　正弘，大森基夫：日歯派遣による福島県での身元確認「相馬市遺体安置所における身元確認の一事例」．日本法歯科医学会誌，6(1)：68，2013．
21) 熊谷章子，藤村　朗，出羽厚二，菊月圭吾，狩野敦史，小野博之，白石秀幸，黒澤正雄，熊谷哲也，斉藤雅人：東日本大震災における身元確認作業―身元判明に至らない死体の歯科所見採取状況―．日本法歯科医学会誌，6(1)：69-71，2013．
22) 斉藤久子，咲間彩香，早川　睦，矢島大介，猪口　剛，槇野陽介，千葉文子，石井名美子，宇瀬博太郎：東日本大震災の検死時に認めた全部床義歯に関する検討．日本法歯科医学会誌，6(1)：72-73，2013．
23) 江澤庸博：第11回警察歯科医会全国大会メインテーマ：東日本大震災に学ぶ―大規模災害と警察歯科医―．宮歯会報，4-8，2012．
24) 江澤庸博：東日本大震災における宮城県の身元確認活動．シンポジウム，第10回警察歯科医会全国大会，岩手，2011．
25) 柏﨑　潤，江澤庸博，駒形守俊，阿部清一郎，千葉　宏，半澤和雄，細谷仁憲，鈴木敏彦，小菅栄子，青木孝文：宮城県における歯科的身元確認の取り組み．ポスターセッション，第10回警察歯科医会全国大会，岩手，2011．
26) 江澤庸博：新型インフルエンザ対応ハンドブック送付にあたって．仙歯会報，25-27，2009．
27) 江澤庸博：「大地震発生その時どうする？サバイバルブック」を送付するにあたって．仙歯会報，16-21，2009．

訓練・研修関連

1) 柏﨑　潤，千葉　宏，鈴木道治，三宅宏之，菅原　恭，鈴木敏彦，江澤庸博，小菅栄子，青木孝文，岩渕吉昭，細谷仁憲：大規模災害時の実践を想定した歯科医師会身元確認研修会の検討．ポスターセッション，第15回警察歯科医会全国大会，岐阜，2016．
2) 柏﨑　潤：東北管区広域緊急援助隊総合訓練参加報告．宮歯会報，460：36，2016．
3) 柏﨑　潤：第15回警察歯科医会全国大会報告．宮歯会報，469：8-10，2015．
4) 柏﨑　潤：第14回警察歯科医会全国大会報告．宮歯会報，457：2-7，2015．
5) 岩原香織，都築民幸：歯科における災害医学教育と災害医療の実践．日本法歯科医学会誌，7(1)：46-47，2014．
6) 山本伊佐夫，大平　寛，中川貴美子，斉藤麻希，金子　悠，宮川康一，鎌倉尚史，西村和真，山田良広：三浦・湘南地域における大規模災害時身元確認に備えた本学の取り組み．日本法歯科医学会誌，7(1)：48-50，2014．

7) 出羽厚二：大規模災害における死体検案コーディネーターのあり方について．日本法歯科医学会誌，7(1)：55-56，2014．
8) 上田雅康，田邊　均，花岡洋一：島根県における大規模災害への取り組み．日本法歯科医学会誌，7(1)：70-72，2014．
9) 柏崎　潤：第13回警察歯科医会全国大会報告．宮歯会報，445：6-9，2014．
10) 江澤庸博：宮城県における身元確認の実際とその訓練．日本歯科医師会雑誌，66(11)，1087-1096，2014．
11) 江澤庸博：第4回宮城県歯科医師会身元確認研修会報告．宮歯会報，1-5，2011．
12) 江澤庸博：日本歯科医師会平成21年度警察歯科医身元確認研修会アドバンスコース報告．宮歯会報，22-25，2010．
13) 陣田清士：災害時に於ける歯科鑑定活動マニュアル．日本法歯科医学会誌，2(1)：72-74，2009．
14) 江澤庸博：平成19年度　宮城県歯科医師会身元確認研修会報告（第1回宮歯研修会）．宮歯会報，2008．
15) 江澤庸博：巻頭言「宮歯大規模災害対策プロジェクト」．宮歯会報，1-2，2007．
16) 江澤庸博：平成18年度　第8回福島県歯科医師会警察歯科医部会研修会報告．宮歯会報，2006．
17) 江澤庸博：第8回警察歯科医会全国大会．宮歯会報，13-33，2006．

身元確認関連

1) 古川　明，伊澤　光，丸山　澄，堤　博文，小室蔵信：スクリュー創を伴う部分遺体の歯からの個人識別．日本法歯科医学会誌，7(1)：62-63，2014．
2) 都筑民幸，岩原香織，上野麻夫：現場で行う暫間的な個人識別に有用な歯科所見．日本法歯科医学会誌，4(1)：40-41，2011．
3) 大谷真紀，大島　徹，美作宗太郎：歯科所見による年齢推定-歯の喪失と年齢の関係―第二報．日本法歯科医学会誌，4(1)：59-60，2011．
4) 白藤せい子，辻　龍雄，藤宮龍也：身元不明遺体の装着歯科補綴物―個人識別を容易にする歯科補綴物記名システムの提言―．日本法歯科医学会誌，4(1)：63-65，2011．
5) 溝畑正信，赤根賢治，岡本　学：歯科的所見による身元確認の中での代表的な事例．日本法歯科医学会誌，4(1)：66-76，2011．
6) 安藤嘉明，土田康夫，里見　孝，山本勝一：義歯刻印により身元が確認された事例．日本法歯科医学会誌，4(1)：77-81，2011．
7) 大森基夫：過去10年間における検死事例内容の検討．日本法歯科医学会誌，4(1)：36-39，2011．
8) 馬場悠男，宮坂祥夫，網干博文：形態による人の識別―顔・骨・歯からのアプローチ―．日本法歯科医学会誌，2(1)：22-28，2009．

エックス線関連

1) 勝村聖子，佐藤慶太，井川知子，小川　匠：X線におけるボリュームレンダリング法を活用した歯科的個人識別の可能性．日本法歯科医学会誌，6(1)：1-8，2013．
2) 大谷真紀，大島　徹，美作宗太郎：仰臥位可動式パノラマ撮影装置による遺体撮影時の問題点と今後の課題．日本法歯科医学会誌，6(1)：67，2013．
3) 田島義文，石井廣明，山田英彦：検死現場における携帯型歯科用X線撮影装置の有用性．日本法歯科医学会誌，5(1)：36-39，2012．
4) 伊藤良信：携帯用X線撮影装置KX-60　LPX-7000シリーズ．日本法歯科医学会誌，5(1)：29-30，2012．
5) 町田貴之：ハンドヘルドX線撮影装置「NOMAD」について．日本法歯科医学会誌，5(1)：31-32，2012．
6) 吉田貴志：小型，最軽量デジタルエックス線装置「デキシコADX4000」の活用．日本法歯科医学会誌，5(1)：33-34，2012．
7) 山内和弘：モバイルイメージング「コンピュレーWiFiシステム」．日本法歯科医学会誌，5(1)：35，2012．
8) 髙橋雅典，宮川譲次，黒崎久仁彦：医科レントゲン写真を対象資料とした個人識別3例．日本法歯科医学会誌，4(1)：42-47，2011．
9) 山田良広：身元確認法の実際―歯科所見とDNA―．日本法歯科医学会誌，1(1)：45-47，2008．

法律・制度関連

1) 花岡洋一：東日本大震災以降における検視・検案・身元確認班の位置づけ．歯界月報，No.779：45-53，2016．
2) 岩原香織，都築民幸：災害歯科医療，災害歯科医学を再考する．日本歯科医師会雑誌，68(12)：1149-1155，2016．
3) 斉藤久子，飯野守男，Hill AJ，Dawidson I，咲間彩香，永澤明佳，大森基夫，木下善隆，堤　正広，岡本英彦，矢島大介，早川　睦，武市尚子，小林和博，井之上弘幸，Druid H，岩瀬博太郎：歯科所見を用いた個人識別における海外と日本の比較―オーストラリア・ビクトリア法医学研究所，スウェーデン・法医学庁及び千葉大学法医学教室について―．日本法歯科医学会誌，5(1)：1-10，2012．
4) 山本勝一：法医歯科学への回想録．日本法歯科医学会誌，3(1)：62-65，2010．
5) 花岡洋一：警察歯科活動と法的諸問題．日本法歯科医学会誌，1(1)：24-31，2008．

情報技術関連

1) 青木孝文，小菅栄子，伊藤康一，青山章一郎：身元確認と情報技術．（http://www.aoki.ecei.tohoku.ac.jp/dvi/）
2) 青木孝文，伊藤康一，青山章一郎：災害犠牲者の身元確認とICT．電子情報通信学会 基礎・境界ソサイエティ Fundamentals Review，Vol. 9，No. 2，pp.119-130，2015.
3) 青木孝文，伊藤康一：東日本大震災において活用された個人識別技術―遺体の身元確認はいかにして行われたか，今後どのような研究開発が求められるか―．信学技報，BioX2014-47，PRMU2014-167，2015，47-52．
4) 青木孝文，伊藤康一，青山章一郎，小菅栄子：災害による犠牲者の身元確認のためのシステム開発―東日本大震災で活用された歯科的個人識別の実際―（高度化する個人認証技術，第2編　第1章　第4節）．エヌ・ティー・エス，2014，115-126．

5) Aoki T, Ito K：What is the role of universities in disaster response, recovery, and rehabilitation? Focusing on our disaster victim identification project. IEEE Communication Magazine, 52（3）：30-37, 2014.
6) 青木孝文：歯科的情報による災害時の身元確認．月刊公衆衛生情報，43（9）：24-25, 2013.
7) 小菅栄子：大規模災害における犠牲者の身元確認と情報技術．道歯会通信，760：4-5, 2013.
8) 青木孝文，小菅栄子：歯科的個人識別におけるX線画像活用の最前線—東日本大震災における身元確認の実際と課題．月刊インナービジョン，27（1）：52-54, 2012.
9) 青木孝文：大規模災害における犠牲者の身元確認と情報技術．映情学誌，65（12）：巻頭, 2011.
10) 田島裕一郎，宮澤一之，青木孝文，勝亦　敦，小林孝次：三次元位相限定相関法に基づく高精度ボリュームレジストレーション．信学論（D），J94-D（8）：1398-1409, 2011.
11) 青木孝文：歯科的個人識別を支援する最先端画像技術—位相限定相関法の基礎と応用．特別講演，日本法歯科医学会誌，4（1）：19-25, 2011.
12) 小菅栄子，青木孝文，松﨑正樹，五十嵐　治：情報技術を活用した身元確認に関する将来への提言—歯科医師による新しい時代の社会貢献へ向けて．日本歯科医師会雑誌，63（3）：261-271, 2010.
13) 小菅栄子，篠原瑞男，半澤雄希，伊藤康一，青木孝文，山本伊佐夫，山田良広：口内法X線画像の自動照合による身元確認支援技術—デンタルチャートで識別困難な事例への適用可能性—．日本法歯科医学会誌，3（1）：38-41, 2010.
14) Kosuge E, Ito K, Hanzawa Y and Aoki T：Large-scale performance evaluation of a dental radiograph matching system for forensic human identification. Radiological Society of North America（RSNA）2009：1069-1070, 2009.
15) 小菅栄子，川股亮太，鹿島　勇，伊藤康一，青木孝文：歯のエックス線画像を用いた身元確認支援システムの検討（第2報）．日本法歯科医学会誌，2（1）：51-53, 2009.
16) 小菅栄子，川股亮太，鹿島　勇，二階堂　旭，伊藤康一，青木孝文：口内法エックス線画像による身元確認支援法．日本法歯科医学会誌，1（1）：59-60, 2008.
17) 青木孝文，伊藤康一，柴原琢磨，長嶋　聖：位相限定相関法に基づく高精度マシンビジョン—ピクセル分解能の壁を越える画像センシング技術を目指して—．IEICE Fundamentals Review, 1（1）：30-40, 2007.

歯科診療情報の標準化関連

1) 五十嵐　治，青木孝文，松川公敏，松﨑正樹，山下　智，小菅栄子，瀬賀吉樹：歯科診療情報の標準化—標準化の全国展開に向けて—．ポスターセッション，第15回警察歯科医会全国大会，岐阜，2016.
2) 五十嵐　治（研究代表者）：平成27年度厚生労働省委託事業歯科診療情報の標準化に関する実証事業報告書，一般社団法人新潟県歯科医師会，2016.
3) 五十嵐　治（研究代表者）：平成26年度厚生労働省委託事業歯科診療情報の標準化に関する実証事業報告書，一般社団法人新潟県歯科医師会，2015.
4) 青木孝文：データで読み解く東日本大震災—災害をマクロな視点で理解するために—．シンポジウム，第14回警察歯科医会全国大会，宮城，2015.
5) 松﨑正樹，五十嵐　治，青木孝文，松川公敏，山下　智，小菅栄子，瀬賀吉樹：歯科診療情報の標準化によって可能になる取り組み．ポスターセッション，第14回警察歯科医会全国大会，宮城，2015.
6) 五十嵐　治（研究代表者）：平成25年度厚生労働省委託事業歯科診療情報の標準化に関する実証事業報告書，一般社団法人新潟県歯科医師会，2014.
7) 青木孝文，松﨑正樹，山下　智，小菅栄子：身元確認のためのデジタル歯科情報の標準化．日本法歯科医学会誌，7（1）：45, 2014.
8) 五十嵐　治，青木孝文，松﨑正樹，小菅栄子：身元確認のための歯科診療情報の標準化—歯科医師による社会貢献をいかに支援するか．日本歯科医師会雑誌，67（7）：589-599, 2014.
9) 江澤庸博：平成25年度　第3回警察歯科医会新潟プロジェクト会議（歯科診療情報の標準化に関する実証事業推進委員会）．宮歯会報，1-2, 2014.
10) 五十嵐　治，青木孝文，松川公敏，松﨑正樹，山下　智，小菅栄子：身元確認のための歯科情報の標準化と大規模検索技術—標準化によって何が可能になるか—．ポスターセッション，第13回警察歯科医会全国大会，徳島，2014.
11) 松﨑正樹：生前歯科情報の標準化—身元確認の高度化・迅速化に向けて—．特別講演，第12回警察歯科医会全国大会，福島，2013.
12) 五十嵐　治，青木孝文，松川公敏，松﨑正樹，山下　智，小菅栄子：デジタル歯科情報の標準化—身元確認におけるIT革命を目指して—．ポスターセッション，第12回警察歯科医会全国大会，福島，2013.
13) 五十嵐　治，青木孝文，松川公敏，松﨑正樹，山下　智，小菅栄子：身元確認のための歯科情報の標準化に関する提言—ITを活用した身元確認の高度化へ向けて—．ポスターセッション，第11回警察歯科医会全国大会，三重，2012.
14) 五十嵐　治，青木孝文，松川公敏，松﨑正樹，山下　智，小菅栄子：歯科情報データベースと身元確認支援システムの構築—東日本大震災後の警察歯科活動に関する提言—．ポスターセッション，第10回警察歯科医会全国大会，岩手，2011.
15) 五十嵐　治，青木孝文，松川公敏，松﨑正樹，小菅栄子：情報技術を活用した身元確認に関する将来への提言—災害・事故・事件の分類と想定される取り組みの分析—．紙上研究発表，第9回警察歯科医会全国大会，兵庫，2010.
16) 五十嵐　治，青木孝文：主管県からの提言—ITを活用した身元確認支援へ向けて．シンポジウム，第8回警察歯科医会全国大会，新潟，2009.
17) 岡本英彦：身元確認検索ソフトとデンタルチャートの応用．シンポジウム，第8回警察歯科医会全国大会，新潟，2009.
18) 山下裕行：歯科情報（レセプト）による身元の絞込みに関する評価実験．シンポジウム，第8回警察歯科医会全国大会，新潟，2009.
19) 小菅栄子：口内法X線画像の自動照合による身元確認支援技術．シンポジウム，第8回警察歯科医会全国大会，新潟，2009.
20) 柳川忠廣：都道府県の状況と日本歯科医師会の対応．シンポジウム，第8回警察歯科医会全国大会，新潟，2009.

書 籍

1) 河北新報社：河北新報のいちばん長い日　震災下の地元紙．文藝春秋，東京，2011．
2) 大久保満男，大島伸一：食べる　生きる力を支える③―3.11の記録　震災が問いかけるコミュニティの医療―歯科医師会からの提言（歯科医師会からの提言　食べる―生きる力を支える）．中央公論新社，東京，2012，43-49，57-61，71-80，98-106，123-138．
   （宮歯の身元確認活動と応援を頂いた，東北大学歯学部，山形県歯科医師会の3回の検死応援と日本歯科医師会からの要請で全国から応援を検死派遣歯科医師の本当の姿についてライターが身元確認班に密着して記録した身元確認の実像が生の言葉で記録されている．）
3) 海堂　尊監修：救命―東日本大震災，医師たちの奮闘―．新潮文庫，東京，2014，183-218．
   （宮城県で行われた身元確認と身元確認班の活動実態が班長の語り口でほぼ忠実に記載されている．実態は取材に基づきライターが記載したものである．）
4) 畑村洋太郎：図解雑学　危険学．ナツメ社，東京，2011．
   （すき間組織が事故を起こす，失敗記憶の法則性；三日で飽きる，3年で忘れる，300年で社会から消える．）
5) JUMP（斎藤久子，咲間彩香，勝村聖子，熊谷章子，岡　久美子，岡　広子，大林由美子，佐藤真奈美，小菅栄子）：3.11 Identitiy　身元確認作業に従事した歯科医師の声を未来へ．BookWay，2016．
   （千葉大斎藤久子先生が中心になって東日本大震災身元確認作業をきっかけとして2015年10月に結成された女性歯科医師9名によりなるチームJUMP (Japanese Unidentified Missing Persons Response Team)によって書かれた書籍．）
6) 岩手県警察本部監修：使命　証言・岩手県警察の3・11．岩手日報社，盛岡，2013．
   （震災対応の岩手県警察関係者の手記をまとめた岩手県警察本部監修の書籍．）
7) 石井光太：遺体　津波の果てに．新潮社，東京，2011．
   （週刊ポスト2011年6月24日号に掲載された記事に大幅な加筆修正が加えられ書籍となったもので，同名の映画化が行われた．筆者は第15回警察歯科医会全国大会の特別講演の演者となっている．）
8) 山本勝一監修，山田良広，大谷　進，吉澤英樹，佐藤慶太著：法医歯科学．第6版，医歯薬出版，東京，2007．
   （表記著者らの専門家が書いた法歯学の教科書で，初版は1963年5月の発行である．）
9) Senn DR, Stimson PG：Forensic Dentistry. 2nd ed, CRC Press, Boca Raton, 2010.
10) 小室歳信：歯科法医学　歯科医師の身元確認が担う安全・安心な社会生活．わかば出版，東京，2013．
    （93ページに「デンタルチャートという名称は使っていなかった」が「わが国のデンタルチャートは今のところ1963年の山本・古畑が起源であるとすることが相応しいと思われる」との記載がある．）
11) 久志本茂樹監修：石巻赤十字病院，気仙沼市立病院，東北大学病院が救った命―東日本大震災　医師たちの奇跡の744時間．アスペクト，東京，2011．
12) 三陸河北新報社「石巻かほく」編集局：津波からの生還―東日本大震災・石巻地方100人の証言．旬報社，東京，2012．
    （宮城県の沿岸各地で大震災後の津波から生き延びた100名の生々しい証言．）
13) アルフレッド・W・クロスビー，西村秀一訳・解説：史上最悪のインフルエンザ　忘れられたパンデミック．新装版第1刷，みすず書房，東京，2009．
14) 岡田晴恵：パンデミックフルー―新型インフルエンザXデーハンドブック．第2刷，講談社，東京，2007．
15) 山本勝一：法医歯科学入門―事件の素顔．医学情報社，東京，2001．
16) 大森基夫：警察歯科医の法歯学　平成27年改訂版．集賛舎，館山，2015．
17) 大國　勉：身元確認―歯や骨からのアプローチ．フリープレス，東京，2001
18) 海堂　尊：死因不明社会．講談社，東京，2008．
19) 海堂　尊，塩谷清司，山本正二ほか：死因不明社会2　なぜAiが必要なのか．講談社，東京，2011．
20) 岩瀬博太郎：焼かれる前に語れ．WAVE出版，東京，2007．
21) 鹿島　勇監修，閑野政則著：新　先生，歯のX線検査ってだいじょうぶ？．砂書房，東京，2011．
22) 東　与光，青山　亘，鈴木信一郎，鹿島　勇：ORAL RADIOLOGY．日本医事新報社，東京，1991．
23) 東　与光，生田裕之：アトラス　口腔画像診断の臨床．第2版，医歯薬出版，東京，1992．

索 引

い
1チーム2人体制 …………………………………… 75
遺体検死手順書 …………………………… 55, 59
遺体収容に関する分析 …………………… 102
遺体の収容 ………………………………………… 18
　――から検視 ………………………………… 23
遺体のデンタルエックス線 ……………… 74
遺体票 ……………………………………………… 70
インスタントフィルム ……………………… 46

え
エックス線撮影記録用紙 ………………… 77, 78
　――記載例 ……………………………………… 79
エックス線撮影時の注意点 ……………… 76
エックス線撮影装置 ………………………… 75
エックス線写真 ………………………………… 72
　――での照合 ………………………………… 73
　――のデータベース化 …………………… 83
エックス線防護 ………………………………… 80
　――エプロン ………………………………… 80
　――手袋 ………………………………………… 81

お
汚染防護 …………………………………………… 82

か
画像ベース個人識別 ………………………… 128
カルテ起こし …………………………………… 91

き
キーパーソン …………………………………… 24
機材の選定 …………………………………… 68, 75
機材の汚れへの対処 ………………………… 76
義歯や脱落歯の撮影 ………………………… 70
教育システムの構築 ………………………… 37

け
警察業務の全体像 …………………………… 24
警察歯科医 ……………………………………… 130
　――の仕事 …………………………………… 130
警察歯科医会 ………………………………… 130
警察歯科活動 ………………………………… 130
警察出動に関する分析 …………………… 105
刑事部鑑識課 …………………………………… 24
刑法第35条 ……………………………………… 40
血液検体 ………………………………………… 10
検案 ………………………………………………… 22
検案所 ……………………………………………… 12
　――との連携 ………………………………… 97
　――の稼働状況 ………………………… 106, 107
　――の経時変化 …………………………… 107
　――のサイズ ………………………………… 107
　――の配置 …………………………………… 12
県災害対策本部 ………………………………… 25
検死 ………………………………………………… 22
　――の状況 …………………………………… 37
検視 ………………………………………………… 22
　――の訓練 …………………………………… 35
現物主義での受け渡し ……………………… 58

こ
口腔内写真 …………………………………… 66, 71
高度損傷遺体の身元確認 ………………… 109
個人で用意していた装備 ………………… 35

さ
36（サブロク）検索 …………………………… 46
災害・事故・事件の類型 ………………… 127
災害時身元確認における量と質 ……… 113
撮影方法 …………………………………………… 70
撮影ミラーの使用 …………………………… 70
三種の神器 …………………………………… 43, 54

し
歯科医師出動数 …………………………… 104, 106
歯科医師の活動状況 ………………………… 30
歯科医師の派遣 ………………………………… 28
　――状況 ……………………………………… 29
歯牙鑑定 …………………………………………… 19
歯科記録の採取 ………………………………… 23
歯科記録用紙 …………………………………… 60
　――の書き方 ………………………………… 62
歯科情報照合ソフトウェア ……………… 44
歯科情報のバックアップ ………………… 124
歯科診療情報の全国標準化 ……………… 51
歯科診療情報の標準化 …………………… 118
　――のイメージ …………………………… 120
歯科用語解説 ………………………………… 136
歯科用語スタンプ …………………………… 64
指揮命令系統の混乱 ………………………… 34
死後記録 …………………………………………… 67
　――用のカメラ ……………………………… 68
地震の震源 ………………………………………… 2
自然災害による経済損失額 ………………… 3
死体検死標準機材パッケージ …………… 57
地盤沈下 …………………………………………… 4
地盤の垂直方向の移動 ……………………… 4
地盤の水平方向の移動 ……………………… 4
週ごとの収容遺体数 ………………………… 104
収容遺体数 ……………………………………… 103
出動歯科医師の内訳 ………………………… 105
照合 ………………………………………………… 92
　――と判定基準 ……………………………… 95
照合・判定用紙 …………………………… 66, 92
情報機器の一部 ………………………………… 98
情報技術の活用 ………………………………… 96
情報処理作業 …………………………………… 97
情報的存在としての歯 …………………… 118

震災から浮き彫りになった課題 ················· 119
人的被害 ····································· 10

せ
生前歯科資料収集が困難な原因 ················· 119
生前情報 ····································· 86
　　──の種類 ····························· 86
　　──の分析 ····························· 87
生前のパノラマエックス線 ····················· 74
生体認証 ····································· 19
全国の被害状況 ································ 6

そ
総合判定 ····································· 94
組織的活動の開始 ····························· 34

た
第14回警察歯科医会全国大会 ··················· 114
大規模災害 ···································· 8
大量検死への対応 ····························· 36
脱落歯の撮影方法 ····························· 71

ち
チャートの誤り ······························· 66

つ
津波の高さ ···································· 3

て
Dental Finder ························ 21, 44, 98
　　──の開発 ······················· 44, 98
　　──の動作の模式図 ····················· 45
DNA型親子鑑定 ······················ 11, 19, 109
DNA型検査 ·································· 109
データ統合 ··································· 47
データベース ································ 124
デジカメ ····································· 69
電子カルテを活用した警察協力の流れ ··········· 123
デンタルチャート ····························· 60

と
東北地方太平洋沖地震 ·························· 2

な
南海トラフ巨大地震 ·························· 124
南海トラフ大地震への対応 ···················· 114

に
似顔絵 ······································· 10
　　──による情報の開示 ··················· 50
日本歯科医師会からの派遣 ················· 32, 36

ね
ネットワーキング ···························· 132

は
発災直後 ····································· 34

歯による個人識別 ····························· 20
歯の一致・不一致 ····························· 93
歯の状態の5分類表現 ·························· 99
阪神・淡路大震災 ···························· 101

ひ
被害状況 ······································ 3
東日本大震災 ························ 2, 8, 101, 102
　　──における人的被害 ···················· 7
　　──の検視体制 ························· 23
　　──の身元確認の状況変化 ·············· 110
被災3県 ······································· 9
被災地の歯科情報 ···························· 100
被災地への歯科医師派遣の流れ ················· 28
標準化事業 ······························ 120, 121
標準化によって可能になる取り組み ············ 122
標準機材のパッケージ化 ······················· 55

ほ
防水・防塵・耐衝撃カメラ ····················· 68
本人資料 ····································· 10

ま
マーカー ····································· 77
マニュアルの中身とチャート ··················· 35

み
身元確認研修会 ························ 133, 134
身元確認支援機能を有するレセコン ············ 123
身元確認支援システム ························· 21
　　──の構成とワークフロー ··············· 53
身元確認手法に関する分析 ···················· 109
身元確認情報の抽出 ··························· 91
身元確認におけるICTの活用 ·················· 118
身元確認の資料 ······························· 58
身元確認の体制 ······························· 25
身元確認の方法 ···························· 10, 11
身元確認ワークフロー ························· 21
身元判明率 ··································· 18
宮城県歯科医師会会員への情報提供依頼 ········· 48

め
メルトダウン ·································· 5

ゆ
行方不明者 ···································· 9

よ
よくある質問 ································ 146
予備バッテリーの準備 ························· 76

れ
レセプトデータの活用 ························· 38

わ
ワークフロー ································· 58

【著者略歴】

江澤 庸博
- 1980年　日本大学歯学部卒業
- 1984年　日本大学大学院歯学研究科修了(歯周科)
　　　　歯学博士　日本大学助手歯学部勤務
- 1985年　日本大学歯学部講師(1988年まで)
- 1997年　日本歯周病学会指導医
- 1999年　医療法人社団慈成会荒巻及川歯科医院院長
　　　　(2014年3月まで)
- 2004年　日本臨床歯周病学会指導医
- 2006年　仙台歯科医師会理事(2011年3月まで)
　　　　宮城県歯科医師会理事(2009年3月まで)
- 2007年　日本臨床歯周病学会東北支部長(2013年3月まで)
　　　　日本歯周病学会専門医
- 2008年　宮城県歯科医師会大規模災害対策本部身元確認班
　　　　班長(2014年3月まで)
　　　　日本歯周病学会専門委員会委員(2011年3月まで)
- 2013年　日本臨床歯周病学会副理事長(2015年3月まで)
- 2014年　日本臨床歯周病学会歯周インプラント指導医
- 2016年　医療法人社団新仁会　吉祥寺南歯科院長

柏﨑 潤
- 1989年3月　岩手医科大学歯学部卒業
- 1989年4月　岩手医科大学歯学部歯科補綴学第一講座入局
- 1992年4月　ほうざわ歯科　旭ヶ丘佐藤歯科　勤務
- 1994年4月　旭ヶ丘ジュン歯科　開業　現在に至る
- 2000年4月　東北大学大学院歯学研究科大学院入学
- 2004年3月　東北大学大学院歯学研究科大学院卒業　学位取得
- 2009年4月　仙台歯科医師会役員　理事　学術担当
- 2010年4月　宮城県歯科医師会大規模災害対策本部身元確認班
　　　　　　副長委嘱
- 2014年4月　宮城県歯科医師会大規模災害対策本部身元確認班
　　　　　　班長委嘱　現在に至る

青木 孝文
- 1992年3月　東北大学 大学院工学研究科 電子工学専攻 博士課程修了
- 1992年4月　東北大学 工学部 電子工学科 助手
- 1996年4月　東北大学 大学院情報科学研究科 助教授
- 2002年4月　同 教授
- 1997年1月～1999年9月　科学技術振興事業団さきがけ研究21 研究者 兼任
- 2006年11月～2012年3月　東北大学総長特任補佐 併任
- 2012年4月～現在　東北大学 副学長 併任

【学会役員】
- 2005年1月～2006年12月　IEEE Japan Council 理事
- 2008年6月～2010年5月　映像情報メディア学会 理事
- 2010年2月～2012年2月　計測自動制御学会 常務理事
- 2012年5月～2016年5月　大学ICT推進協議会 理事
　(2015年5月～2016年5月大学ICT推進協議会 副会長)
- 2016年5月～現在　映像情報メディア学会 編集長

【研究分野】
・コンピュータ工学，画像工学，生体認証，個人識別，セキュリティなどの研究に従事

小菅 栄子
- 1996年　神奈川歯科大学 歯学部 卒業(同年 同大学研究生)
- 1996～1998年　篠原歯科医院 勤務
- 1997年～現在　群馬県検視警察医
- 1998～2000年　神奈川歯科大学 放射線学分野 助手
- 2000年　篠原歯科医院 勤務，2010年より院長 現在に至る
- 2006年～神奈川歯科大学 放射線学分野 非常勤講師

【研究歴】
- 1996年～現在「歯科エックス線画像に基づく個人識別と身元確認の研究」
- 2005年　博士(歯学)取得
- 2007年　北米放射線学会(RSNA)での発表が全米プレスリリース

災害と身元確認
—ICT時代の歯科情報による個人識別—
ISBN978-4-263-44468-9

2016年10月20日　第1版第1刷発行

著　者　江　澤　庸　博
　　　　青　木　孝　文
　　　　柏　﨑　　　潤
　　　　小　菅　栄　子
発行者　大　畑　秀　穂
発行所　医歯薬出版株式会社

〒113-8612　東京都文京区本駒込1-7-10
TEL．(03) 5395-7638(編集)・7630(販売)
FAX．(03) 5395-7639(編集)・7633(販売)
http://www.ishiyaku.co.jp/
郵便振替番号 00190-5-13816

乱丁，落丁の際はお取り替えいたします．　印刷・真興社／製本・愛千製本所
© Ishiyaku Publishers, Inc., 2016．Printed in Japan

本書の複製権・翻訳権・翻案権・上映権・譲渡権・貸与権・公衆送信権(送信可能化権を含む)・口述権は，医歯薬出版(株)が保有します．

本書を無断で複製する行為(コピー，スキャン，デジタルデータ化など)は，「私的使用のための複製」などの著作権法上の限られた例外を除き禁じられています．また私的使用に該当する場合であっても，請負業者等の第三者に依頼し上記の行為を行うことは違法となります．

JCOPY ＜(社)出版者著作権管理機構　委託出版物＞
本書をコピーやスキャン等により複製される場合は，そのつど事前に(社)出版者著作権管理機構(電話03-3513-6969，FAX 03-3513-6979，e-mail:info@jcopy.or.jp)の許諾を得てください．

MEMO

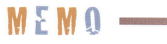